Soigner les enfants

José Luis Cofiño – José Miguel Cejas

Soigner les enfants

La vie d'Ernesto Cofiño, 1899-1991

Fondateur de la pédiatrie moderne au Guatemala

Déclaré vénérable par le pape François le 14 décembre 2023

Chevalier de la Légion de l'Honneur

Ancien interne des Hôpitaux de Paris

Les Éditions Blanche de Peuterey

Titre original : *Ernesto Cofiño. Perfil de un hombre del Opus Dei. 1899-1991*. Rialp, 2003.
Traduction de Madeleine Renedo Klein et de l'éditeur.

Visitez notre site www.peuterey-editions.com et abonnez-vous à notre newsletter pour être informé des nouveautés.
Suivez-nous sur les réseaux sociaux.

Couverture : TS Infographie (www.tsinfographie.fr)

ISBN : 978-2-36878-295-8
Dépôt légal : 2nd trimestre 2024

Table des matières

Préface à l'édition française

Le 14 décembre 2023, le pape François reconnaissait qu'Ernesto Cofiño, médecin guatémaltèque décédé en 1991, avait vécu les vertus chrétiennes de façon héroïque, et pouvait être appelé « vénérable ». Il s'agit d'une étape importante dans le processus de canonisation d'un baptisé : l'Église catholique reconnaît les qualités morales de cette personne. Est-elle sainte ? Est-elle au Ciel ? Pour l'instant, elle ne se prononce pas : il faut désormais, pour parler simplement, une « confirmation divine », c'est-à-dire la reconnaissance d'un miracle attribué à l'intercession du nouveau vénérable.

Je savais qu'une biographie espagnole du docteur Cofiño avait été publiée quelque temps après l'ouverture de son procès en canonisation, biographie que je connaissais à peine. Lorsque Madeleine Renedo Klein m'a proposé d'éditer sa traduction de ce livre, j'ai commencé à approfondir la vie de cet homme.

Depuis, j'avoue, je reste profondément impressionné par le personnage. Quel homme ! Sans aucun doute, on se trouve devant l'une de ces personnes dotées de qualités humaines « au-dessus de la moyenne », mais comme on le lira dans le livre, qui a surtout mis à profit ses qualités, les a fait fructifier par son travail et son exigence personnelle, dans un seul but : aider les autres, et tout spécialement les enfants.

Ernesto Cofiño est devenu ce qu'il fut parce qu'il a mis ses qualités au service du Seigneur, qu'il a permis à la grâce d'agir, pour que la charité du Christ puisse arriver, à travers ses compétences professionnelles, familiales et amicales, jusqu'aux plus petits, aux plus pauvres, et dans son cas, les enfants du Guatemala.

Son parcours professionnel et spirituel est parfaitement montré dans le livre, son évolution vers le Seigneur, sa lutte personnelle pour être plus semblable à ce que le Christ attend de ses disciples. Le service a été le moteur de sa vie.

À l'âge de 59 ans, il a découvert l'Opus Dei, qui avait commencé son travail apostolique depuis peu au Guatemala. L'accompagnement et la formation spirituels qu'il recevra dans l'Opus Dei l'aideront encore plus à approfondir son intimité avec le Seigneur. L'Opus Dei l'a aidé à accomplir les désirs qu'il ressentait de s'approcher encore plus de Dieu et à devenir « contemplatif au milieu du monde ».

On ne peut oublier son amour profond pour la France, à qui il devait sa formation médicale. Celle-ci le lui rendra bien, puisqu'Ernesto Cofiño recevra la Légion d'Honneur de son vivant, en 1950, la plus haute distinction française, pour l'œuvre qu'il a réalisée en pédiatrie.

J'avoue que depuis, je me sens très proche de cet homme, et que j'apprends de son exemple. Puissent ces quelques lettres écrites par son dernier fils et le journaliste José Miguel Cejas nous donner envie d'être des chrétiens cohérents dans notre vie quotidienne, des chrétiens, qui, comme le dit le Pape François, « n'ont pas peur d'aller aux périphéries, et sont disposés à transmettre la joie de l'Évangile ».

Grenoble, 13 mai 2024, fête de Notre Dame de Fatima

Remerciements

Les co-auteurs remercient de tout cœur les nombreuses personnes consultées qui leur ont permis de réaliser cet ouvrage sur le docteur Cofiño. Des membres directs de sa famille, des parents proches ou éloignés, des amis, des disciples et tout spécialement Mgr Antonio Rodríguez Pedrazuela. Merci infiniment aussi à Louis Leroy et à Xavier Paredes Bordejé pour leurs démarches efficaces à Paris.

José Miguel Cejas Arroyo (20 avril 1952 - 4 février 2016) est docteur en sciences de l'information. Auteur de plusieurs biographies sur des personnages contemporains, il a recueilli, dans l'un de ses derniers livres « *Le bal après la tempête* », une vingtaine de témoignages de chrétiens et de dissidents des Pays Baltes et de la Russie.

Il est également l'auteur du livre « *Les cerisiers en fleur* », dans lequel il présente les débuts du travail apostolique de l'Opus Dei au Japon.

José Luis Cofiño (20 octobre 1956) est diplômé en physique et titulaire d'un master en administration des entreprises (MBA). Il a été vice-doyen de la faculté d'économie de l'université Francisco Marroquín, où il a travaillé pendant 23 ans, de 1981 à 2004. Dans cette université, il a enseigné les mathématiques. Il a ensuite occupé le poste de directeur général du Colegio Metropolitano pendant 19 ans, de 2004 à 2023.

Il est marié et père de trois enfants.

Que ta vie ne soit pas une vie stérile
– Sois utile. – Laisse ton empreinte.
– Éclaire de la lumière de ta foi et de ton amour.
Efface, avec ta vie d'apôtre,
la trace visqueuse et sale
des semeurs impurs de haine.
– Et embrase du feu du Christ qui brûle dans ton cœur
tous les chemins de la terre
SAINT JOSEMARIA ESCRIVA

Dans le scénario de guerre du XXe siècle, ceux qui ont pris la
parole et œuvré au nom de la paix
ont contribué au salut de l'humanité.
JEAN-PAUL II

Tressaillez de joie, chrétiens, tressaillez de joie !
SAINT PIERRE DE BÉTANCOUR

Avant de commencer

6 octobre 2002

En 1995, lorsque José Miguel Cejas, journaliste espagnol[1], me sollicita pour parler à la télévision de mon père, Ernesto Cofiño, décédé en 1991, l'idée d'écrire ensemble ce livre nous enthousiasma tous les deux.

– Avez-vous déjà pensé à écrire un livre sur vos souvenirs ? me demanda-t-il à la fin de notre entretien.

– Très souvent, bien sûr ! – lui répondis-je ; mais j'aurais besoin d'aide.

De là, l'idée d'une éventuelle collaboration. Trois ans plus tard, José Miguel revint au Guatemala, et nous dressâmes un plan de travail. Il donnerait un air littéraire à ma correspondance, aux lettres adressées à mes enfants pour leur parler de leur grand-père.

De 1999 à 2002, nous avons donc écrit à deux mains. Nos courriers électroniques ont traversé l'Atlantique dans les deux sens et c'est notre courrier électronique qui vous permet de nous lire en ce moment.

Je tiens à préciser, dès le départ, qu'étant professeur titulaire d'une chaire en Sciences et non pas historien, je n'ai pas envisagé l'étude historique que je confierai aux spécialistes. Ces pages ne

1 Jose Miguel Cejas est décédé 4 février 2016.

sont donc que des lettres de famille, avec des souvenirs, des anecdotes racontées le plus souvent au coin du feu. Il ne serait donc pas étonnant que, malgré mon effort de confrontation des données, il y ait du flou dans certaines dates, des noms écorchés. Je vous demande d'avance de bien vouloir m'en excuser.

Les voies de Dieu sont impénétrables. Je pressentais quand même que le début du troisième millénaire serait passionnant, mais j'étais très loin d'envisager ce qui allait se produire. Je n'avais jamais imaginé que durant l'élaboration de ce livre, on ouvrirait la Cause de Canonisation de mon père, que je serais présent aux cérémonies d'ouverture et de clôture de son Procès d'information et encore moins que cet ouvrage serait pratiquement sous presse au moment où l'Église allait canoniser saint Josémaria, le Fondateur de l'Opus Dei.

C'est la raison pour laquelle j'ai daté ce prologue du 6 octobre 2002, jour historique, inoubliable, précédant la fête de Notre-Dame-du-Rosaire. Ce jour-là Jean-Paul II canonisa saint Josémaria, Place Saint-Pierre, à Rome, devant une foule immense de fidèles, venus du monde entier, parmi lesquels se trouvaient de très nombreux Guatémaltèques.

L'Histoire, où pour mieux dire, la Miséricorde de Dieu, nous réserve ce genre de surprise dont le sens nous dépasse de tous côtés.

Je précise, finalement, que ces lettres n'ont pas été écrites uniquement pour dévoiler à mes enfants la figure de leur grand-père car, Guisela, ma femme, très attachée à ce travail, et moi, nous avions une raison plus profonde de le faire.

De fait, nous aimerions que ce livre soit un chant de louange à la Miséricorde de Dieu dans nos vies, une action de grâces à Notre Seigneur Jésus-Christ et à sa Très Sainte Mère, Marie, Vierge du Rosaire, Patronne du Guatemala. Aussi, ai-je été vraiment touché par sa parution en l'Année du Rosaire.

Rendre grâces à Dieu qui, en sa Providence très aimante, nous a accordé le don inestimable de connaître et de vivre, des années durant, jour après jour, aux côtés d'un saint.

José Luis Cofiño

Première lettre. 1899-1919

5 juin 1999

Mes chers Jorge, Paola et Diego !

Je rentre, à l'instant, de la cérémonie du centième anniversaire de la naissance de votre grand-père Ernesto où j'ai pensé à vous.

Vous étiez tout-petits en 1991, quand grand-père est décédé et je ne veux pas qu'il vous arrive la même chose qu'à moi, qui n'avais que cinq ans à la mort de ma mère et n'en ai gardé aucun souvenir personnel. Pas le moindre mot, la moindre image, le moindre geste.

Incroyable, n'est-ce pas ? Mais vrai. Je ne connais d'elle que ce qu'on m'en a raconté, ce que j'ai trouvé dans un album de photos, ou vu dans les films super-8 de grand-père. Inconcevable. Le choc a dû être très fort. J'ai sans doute tout refoulé sur-le-champ.

Pour que ce ne soit plus votre cas, je tiens à vous raconter la vie de votre grand-père, une lettre après l'autre, afin que vous ne l'oubliiez jamais.

Au grenier – où il ne faut surtout pas monter parce que le plancher est mal fichu et que vous pourriez tomber – j'ai trouvé plein d'affaires à lui : un haut-de-forme des belles années vingt, un casque colonial de 1940, des jeans des années quatre-vingt et un tas de documents. Grand-père, en effet, n'a jamais rien jeté.

Je tiens cela de lui. Je garde encore mes cahiers de texte, mes carnets de notes, mes travaux universitaires, et même mes jouets d'enfant !

Au grenier, il y a donc sa selle de cheval, ses carnets de notes, ses diplômes, soigneusement enroulés et ficelés avec de longs rubans rouges, les coupures de presse qui l'intéressaient, datées et classées, par dossiers ; plusieurs liasses de lettres manuscrites. Cela ne veut pas dire qu'il était nostalgique du passé. Au contraire, il n'aimait pas regarder en arrière, s'ancrer dans la préhistoire. Mais il était tout simplement quelqu'un d'ordonné qui tenait à la mémoire des faits.

De qui tenait-il cette habitude ? Je n'en sais rien. Certainement pas de son père, José Maria, qui ne nous a pratiquement laissé aucune trace de cette branche de notre famille si ce n'est le registre civil de Pedro Guillermo, mon arrière-grand père, Espagnol, et celui de sa femme, Hercilia, Mexicaine.

D'après le peu que j'en sais, Pedro Guillermo Cofiño González naquit en 1840 à San Juan de Berbio, Piloña, petite commune de la province des Asturies, au nord de l'Espagne. Il émigra au Guatemala où il épousa, sans doute à Antigua, Hercilla García de Salas Mora, née en 1841 à Tabasco, au Mexique.

Ils eurent deux garçons, José Maria (1863-1938), le père de votre grand-père Ernesto, et son oncle Pedro (?/1908), sauvagement exécuté à Antigua.

Pedro Guillermo mourut à Antigua, au Guatemala, le 9 avril 1886, et sa veuve, Hercilla, le 22 mai 1910, à Antigua aussi, où elle est enterrée avec son fils Pedro. Ainsi, le premier Cofiño qui mit les pieds au Guatemala était des Asturies.

Je n'y suis jamais allé, mais par ouï-dire, j'ai compris que c'est un bel endroit au bord de l'Atlantique dit Cantabrique, avec des prairies toujours vertes puisqu'il pleut souvent et une chaîne de montagnes au fond. Un paysage ressemblant à celui de notre Tierra Fria. Selon mes sources ce premier Cofiño est arrivé ici au XIXe

siècle. Je réfléchis, pour ne pas vous dire de bêtises. Pedro était donc le grand-père de votre grand-père, autrement dit, votre arrière-arrière-grand-père !

J'ignore quel était le métier de notre brave ancêtre et je ne pense pas que quelqu'un chez nous en sache davantage puisque votre grand-père n'aimait pas se percher sur les branches de son arbre généalogique dans l'espoir d'y trouver quelques gouttes de sang bleu d'un ancêtre éventuellement apparenté à un roi de Castille. Il s'en moquait éperdument !

Ce que je sais c'est que mes grands-parents, autrement dit José Maria et Clotilde, avaient, à Antigua, une maison dite des Lions ; une propriété, appelée Rétana et une entreprise d'énergie électrique. Mon père, autrement dit votre grand-père, naquit à Guaté[1], à 22h15, le 5 juin 1899, au 9, impasse de Luna. Le 9 juin, il fut baptisé Ernesto Guillermo en la paroisse du Tabernacle.

1899. Cela dit, grand-père était un homme du dix-neuvième, autrement dit né il y a deux siècles !

Il grandit à Antigua, une très jolie ville avec de vieilles demeures, pratiquement en ruines avec des églises aussi délabrées, couvertes de lierre. Des vestiges d'une splendeur disparue à tout jamais après le tremblement de terre de 1541. J'ai eu l'occasion récemment de lire la « *Relación del espantable terremoto que ha acontecido en las Indias en una ciudad llamada Guatemala* », – Récit d'un tremblement de terre épouvantable récemment survenu aux Indes, dans une ville appelée Guatemala – chronique de Juan Rodríguez, témoin de cette catastrophe.

Samedi 10 septembre 1541, à deux heures du matin. Épouvantable orage au sommet du volcan qui domine le Guatemala. Des trombes d'eau et de boue avec des traînées de rochers et d'arbres. Nous étions tous terrifiés. Ce fleuve a emporté la demeure de don Pedro de Alvarado, commanditaire du roi d'Espagne, — que Dieu

1 Abréviation pour désigner la capitale du Guatemala. (NdE)

ait son âme — en la traînant, avec murs et toiture, à plus d'une portée de mousquet.

Votre grand-père fut lui-même témoin de plusieurs tremblements de terre quand il était petit. Cela dit, il eut une enfance heureuse. Espiègle et joueur, il parcourait à vélo les avenues d'Antigua, et aimait se plonger dans les sinistres silences.

Je vous reparlerai de ces étranges silences après vous avoir dit quelque chose sur vos arrière-grands-parents, autrement dit sur mes grands-parents.

Mon grand-père José Maria naquit en 1863 et créa une entreprise d'énergie électrique. Il était un homme d'un autre temps, comme ma tante Clarita, sa fille naturelle, aimait à me le rappeler. Son caractère perce à travers le portrait du couloir. Un trois-pièces noir, une chemise en soie, une montre à gousset, à la mode de jadis, un nœud papillon et une barbe en pointe, soignée. J'ai toujours été impressionné par cet air sévère, ce regard qui tétanisait tous ceux qui l'ont fréquenté.

La vie le forgea ainsi. Je vous en reparlerai. Un tempérament indomptable, un fort caractère. Par ailleurs, celui de ma grand-mère Clotilde, sa femme, n'avait certainement rien à lui envier.

Elle naquit en 1856, juste cent ans avant moi. Par ouï-dire, je pense qu'elle était comme la femme forte de la Bible, même si, sur les portraits que nous avons, elle a l'air fragile. Menue et charmante, très douce, avec un geste ambigu, de tendresse ou de tristesse. Mais en regardant de près, sur la photo avec son fils Ernesto, votre grand-père, son port altier et ses mains, l'on perçoit une profonde énergie intérieure. En serrant fermement les mains de son fils, elle tâche sans doute de lui communiquer son allant et sa force.

Elle a beaucoup souffert. Comment vous l'expliquer pour que vous le compreniez bien ? Vos arrière-grands-parents, José Maria et Clotilde, eurent quatre enfants : ma tante Eugénie, leur aînée, mon oncle José, mon oncle Ricardo et mon père, le plus petit. Par ailleurs, mon père, votre grand-père Ernesto, avait deux demi-sœurs du côté de son père, nées hors mariage, ma tante Maruca et ma tante Clarita, qu'il aimait beaucoup. Votre arrière-grand-mère Clotilde, une femme au grand cœur, les éleva avec ses quatre enfants, sous son toit, sans faire de différence, comme si elles avaient été ses filles.

Nous nous faisons souvent une idée fausse de la dignité en nous accrochant avec fierté à des préjugés sociaux non négociables. Il ne manquerait plus que ça !, nous disons-nous. Or nous oublions que la charité passe avant tout. Clotilde aimait vraiment et, de ce fait, elle savait pardonner.

Mais, avant de continuer, deux ou trois éclairages sur leur époque. En ce temps-là Estrada Cabrera était leur Président. Un avocat de Quetzaltenango qui avait décroché le pouvoir en 1898. Vous en avez un portrait dans vos manuels d'histoire. Un homme avec un front puissant, une lueur sinistre dans son regard, d'énormes moustaches retombant sur sa lèvre.

Au départ, il donna le change avec un gouvernement plutôt modéré. Et ce ne fut qu'en 1907, lors de l'attentat à la Bombe, que l'on découvrit le tyran qu'il était. Certains historiens apprécient son effort pour élever le niveau de l'enseignement national, d'autres parlent des progrès sous son mandat, comme le prolongement du réseau ferroviaire jusqu'à Guaté, autrement dit Guatemala City.

Certes, il y eut du progrès, c'est indéniable. Mais à quel prix ! Avait-on besoin d'ouvriers pour le tracé des routes ? Pas de problème. On arrêtait un groupe d'indigènes et on les obligeait à transporter les pierres. Les propriétaires terriens de la Côte avaient besoin de bras pour la récolte du café ? Aucun souci non plus. Ils écrivaient à leur chef politique du Haut-Plateau, et lui achetaient deux cents ou trois cents jeunes indigènes au prix de tant de quetzals par personne.

– Pas d'accord ; ce n'est pas suffisant. Je vous en enverrai, mais à tant de quetzales, lui répondait le petit chef. La négociation par courrier passait de la montagne à la Côte, à dos de mulet.

Après ce marchandage, ils arrivaient à un accord et le chef répondait : « Montant accepté. Envoyez-nous les cordes ». On lui fournissait ainsi les cordes avec lesquelles il attachait les indigènes qui dévalaient les pentes jusqu'à la Côte, attachés, à pied, comme des bêtes.

Ce ne sont pas des histoires du XVIe siècle. Ça se passait au début du XXe. Pour vous c'est une éternité, je comprends, mais ça ne fait pas si longtemps. Il y a encore des survivants parmi les enfants de ces jeunes, traités comme des esclaves.

Une époque terrible. Le pays était plongé dans un climat sordide et policier, les gens vivaient sous la terreur des délations et du soupçon, qui provoquaient ces silences étranges que votre grand-père connut dans son enfance et dont je vous ai parlé. L'omerta, diraient les Corses. Un mot de trop pouvait vous coûter la vie. Estrada gouvernait le pays comme sa propriété privée. Il avait organisé un réseau secret d'agents du gouvernement qui l'informait sur n'importe qui en échange de quelques faveurs. Ne pensez pas qu'à la police. Ces agents étaient aussi bien un faux ami, qu'un voisin, qu'une connaissance. Des oreilles partout. Certains confidents-espions étaient tristement connus. Je pense au « Crâneur » ou au « Gars à la barbichette ».

Votre grand-père connut dans sa jeunesse ce contexte d'intrigues et de terreur. « On doit tous quelque chose à notre Président » se disait-on. Et Estrada éliminait méticuleusement, l'un après l'autre, ses opposants, qui n'étaient bien souvent que des ennemis présumés.

Il faisait empoisonner untel ou untel, fusiller tel autre, bastonner à mort un troisième. Il interdisait un déplacement « sous ordre d'en haut », on n'entrait ni ne sortait du pays qu'avec son autorisation. Il dirigeait la presse : « Qu'on publie cet article ! ». Il contrôlait le courrier : « Qu'on copie le courrier d'untel ou de tel autre » ! Il condamnait ou absolvait à sa guise : « Surveillez-moi celui-ci ou celui-là », « que ces bagnards prennent un peu l'air ».

Granados, dans ses Mémoires, décrit les tortures infligées aux enfants : « Luis Echeverría Àvila […], 16 ans, au lycée avec moi, […] 200 coups de bâton […]. Rafael Rodil, 15 ans […], on a fouetté ses jambes nues […]. Rodolfo Jaúregui […] 10 ans, fouetté lui aussi ».

Cette terreur sévit à un point tel que les historiens affirment qu'en 1907, alors que grand-père n'avait que huit ans, il n'y avait pas au Guatemala une seule famille qui n'eût perdu soit un père, soit un enfant lors d'une dénonciation, ou dans une ébauche de révolte, imaginaire ou réelle.

La nôtre ne fit pas exception. Le 30 avril 1907, on frappa à la porte de leur maison à Antigua. « Sur ordre d'en haut », mon grand-père José Maria et son frère, autrement dit mon grand-oncle Pedro, furent arrêtés. Un an après, le 23 avril avec 1908, derrière l'église San Francisco el Grande – là où est enterré désormais saint Pierre de Bétancour, dit Frère Pedro[2] – Oncle Pedro et Ramón Palencia furent fusillés, pour s'être opposés au Gouvernement. Nous tenons de Luis Cardosa, qui le tient de son père, en prison avec grand-père José Maria, que celui-ci lui avait confié qu'on avait tiré au sort qui des deux, de lui ou de son frère, serait exécuté.

Ils n'étaient pas les seuls. Ce jour-là on assassina d'autres prisonniers dans les ruines de l'église du Saint-Esprit, près du boulevard Santa Lucia.

Grand-père José Maria fut relâché et, afin que le Président constate de ses propres yeux qu'il n'était pas un conspirateur, il déménagea à Guaté avec toute sa famille en ne laissant à Antigua que sa maman, Hercilla, la femme du Cofiño espagnol, qui mourut, à 69 ans, le 22 mai 1910, deux ans après l'exécution de son fils Pedro.

2 Lorsque j'écrivais ces lettres, je n'imaginais pas que le rêve du peuple guatémaltèque aurait été exaucé si vite. En effet, Frère Pedro, béatifié en 1980, devint saint Pierre de Bétancourt, lorsque Jean-Paul II le canonisa en juillet 2002.

Nous irons un jour prier, au cimetière San Lazaro, sur sa tombe où sont gravées dans le marbre ces paroles d'un psaume :

« *Elle sema dans les larmes, elle récoltera dans la joie !* »

*

Reprenons le fil de l'histoire de mes grands-parents, vos arrières grands-parents, José Maria et Clotilde. Ils ont donc emménagé à Guaté où ils ont acheté une maison dans le quartier de Gerona, près des Douanes Centrales, au Terminus du Chemin de Fer. Ils se sont dit qu'il leur fallait être au plus près du Président, réélu en 1910, pour éviter le plus possible d'être arrêtés « sur ordre d'en haut ».

Faites un effort et imaginez cette époque-là. Guaté était plus petite qu'aujourd'hui. À tel point que quelqu'un de bien placé comme l'était mon grand-père José Maria ne pouvait pas passer inaperçu. Toute absence à un acte public était un camouflet au Président, qui aimait bien qu'on l'invite à être le parrain de tout mariage. Ne pas le faire était de la provocation.

C'est bon, nous remontons le temps et regagnons le Guaté d'il y a un siècle... De jeunes cadets, aux épées clinquantes, se promènent sur la Promenade de la Réforme avec des demoiselles, des dames, aux jupes longues que leur ombrelle blanche protégeait du soleil. Les messieurs portent un chapeau melon, des gants, une lavallière, à la mode de Paris. La France est un pays de rêve, la nation de la grandeur. Paris est la capitale du monde. La mode est parisienne par excellence. Les immeubles que le Président a fait construire — l'Hôpital Joaquina, en hommage à sa mère, ou l'Hôpital Estrada Cabrera des Convalescents — sont une copie conforme des Champs-Elysées.

En ce temps de jadis, de vieilles coutumes espagnoles persistent encore. Des corridas, des vieillards qui parlent toujours entre eux des guerres carlistes, des conflits du XIXe siècle, en Espagne. On est dans un monde replié sur soi. Pratiquement tous se connaissent et se saluent. Les vendeuses ambulantes foulent les rues pavées, leurs paniers débordants de fruits de la Côte et se faufilent entre les cochers en landau ; on croise les Indiennes aux cheveux brillants et les vendeurs de beignets (melcochas) au miel, qui crient sans arrêt :

– Melcocha jaune ! Melcocha blanc !

Et votre arrière-grand-père était tombé dans ce monde-là, et lui, qui n'avait jamais fomenté de révoltes et qui était à Guaté justement pour éviter toute subversion, fut quand même jeté en prison, accusé de n'importe quoi. S'installer sous le regard direct du Président ne lui servit à rien. Tout était possible dans ce monde terrifiant où « sur ordre d'en haut ! » on assassinait et on tuait avec une grande facilité.

J'ignore quand il fut arrêté, ni où il fut placé. Probablement il finit soit au Carré n° 2 du Pénitencier Central, avec les prisonniers politiques, soit n'importe où, voire dans l'une des six prisons de Guaté, fiché « hautement recommandé », pour que les geôliers comprennent qu'il fallait le traiter brutalement.

Mais ce sont des suppositions personnelles puisque je n'ai jamais interrogé mon père sur cette affaire. Elle le faisait souffrir puisqu'il n'oublia jamais les visites à son père en prison lorsqu'il était enfant. Rendez-vous que le Président autorisait comme une « faveur spéciale ».

Je sais que mon grand-père, en prison, comptait ses jours en faisant des nœuds dans les franges d'une couverture qu'il emporta avec lui, en sortant de là, après dix-huit mois d'angoisse et de souffrance.

Mon père, votre grand-père Ernesto, garda cette couverture comme une relique. Quelques jours avant sa mort, il me la demanda. À sa place, je lui apportai une couverture toute neuve qu'il refusa. Il tenait à se couvrir avec celle qui avait couvert son père en ses mois de prison parce qu'elle était imprégnée de ses larmes.

C'est comme ça. L'être humain réagit très différemment à la souffrance. Il y en a que la douleur broie. D'autres qu'elle rend têtus et obstinés, durs comme un roc. Ce fut le cas de mon grand-père, José Maria. À force de souffrir, il devint un homme de fer, sec et dur, terrible.

Ce qui explique que mon père, votre grand-père, l'ait aimé et en ait eu peur en même temps et qu'il s'en soit éloigné un peu dans sa jeunesse. En effet, lorsqu'on est jeune on n'arrive pas à comprendre certaines choses. Au fil du temps, mon père le comprit. Il excusa ses erreurs et se mit à l'aimer de plus en plus.

En revanche, il aima follement sa mère, ma grand-mère Clotilde. « C'était une sainte », disait-il. Ma grand-mère était très croyante, à la différence de mon grand-père qui, comme tant d'hommes de sa génération, avait une formation chrétienne défaillante. Il faut savoir que la situation de l'Église au Guatemala faisait frémir. Et je n'exagère pas. À partir du XIXe siècle, avec l'arrivée au pouvoir de gouvernements libéraux, tous les archevêques de Guatemala furent expulsés sauf un. Toutes les églises et tous les couvents furent confisqués. Tous les ordres et toutes les congrégations religieuses, sauf celle des Filles de la Charité, furent supprimés. Il n'y avait pratiquement plus de clergé. La règle générale imposa d'interdire l'arrivée d'un seul prêtre étranger.

La foi catholique tint bon grâce à des personnes comme ma grand-mère qui la transmit à ses enfants par son exemple et sa parole. Tous les jours que Dieu fit, elle assista à la messe matinale de 5 heures en l'église Santo Domingo.

Elle prépara son fils Ernesto à sa Première Communion, le 29 juin 1910, en la fête de saint Pierre et saint Paul, en la Chapelle de la Maison Centrale des sœurs de la Charité où il était allé au catéchisme. Il avait 11 ans, âge normal pour l'époque. J'ai gardé l'image-souvenir de ce jour-là où, sous une représentation de l'Eucharistie, on peut lire :

Qui aime Jésus
pense fréquemment à Lui,
parle de Lui,
Le cherche,
travaille et agit pour Lui.

Votre grand-père était scolarisé à l'Institut National Central de Garçons, un lycée public prestigieux avec beaucoup d'élèves en Terminale, mais avec très peu de réussite au bac. En 1901, par exemple, ils étaient 220 à s'y présenter et 32 seulement ont réussi l'examen. L'enseignement religieux étant interdit dans les établissements publics du pays, mon père n'eut aucune instruction dans ce sens. C'était le seul lycée au Guatemala puisque, comme je vous l'ai déjà expliqué, les gouvernements libéraux avaient fermé les écoles privées catholiques issues de l'époque coloniale, d'avant l'Indépendance, autrement dit du temps où le Guatemala était encore espagnol.

Ce lycée, appelé l'Institut, occupait le siège de l'ancien séminaire qui avait été confisqué à l'Archidiocèse. Il s'agissait d'une sorte d'académie militaire, aussi bien à cause de l'ambiance que de la discipline et des bizutages. La ligne de leur instruction était simple : le Président personnalisait la Patrie, qui était leur Idéal Suprême.

Gonzalez Villanueva rapporte que grand-père ressentit dans ce lycée « la dualité tragique qui, depuis des temps coloniaux, a empêché l'unité et la solidité de la nation. La vie familiale et sociale était, jusqu'à un certain point, une vie « publique », « officielle », mais en réalité elle était tout autre. Il subit la pression des professeurs contre la religion, dont ils se moquaient. Victime de leur ironie, des accusations les plus graves contre l'Église, il endura les attaques les plus grotesques contre tout ce qui, dans son foyer, avait une valeur sacrée ».

Quelle sorte d'étudiant était-il ? Miguel Angel Asturias, notre Prix Nobel de Littérature, qui était son camarade, le décrit comme un garçon « terrible et sportif, imbattable dans les coups durs ». Je l'imagine plein de vie, du haut de ses quatorze ans, chantant à tue-tête dans les rues lors des célèbres fêtes de Minerve, les *Minervalies*.

Des fêtes, dont vous avez sans doute entendu parler, que le Président avait ordonné de célébrer lors de la distribution des prix de fin d'année, le dernier dimanche d'octobre en l'honneur de la déesse de la Sagesse. Elles duraient trois jours complets. En toute pompe et solennité, avec des décorations allégoriques, des concerts, des courses de chevaux, des défilés de chars – une nouveauté chez nous – des matchs de foot – encore une nouveauté – et des exercices d'athlétisme et de sport. La nuit, des feux d'artifice.

Tout le pays était à l'arrêt. Pensez à neuf mille collégiens et lycéens défilant sur l'Avenue Estrada Cabrera, en uniforme militaire, et portant à l'épaule le fameux fusil en bois, qu'on appelait palotin.

Estrada avait fait construire le temple de Minerve pour ces fêtes-là. Un gigantesque édifice qui imitait les temples grecs anciens, avec des colonnes ioniques, un tympan décoré d'allusions à la déesse. Les collégiens et les lycéens arrivaient au temple, jouaient du clairon, les messieurs ôtaient respectueusement leur chapeau, les enfants présentaient armes, on hissait le drapeau et… place aux harangues !

Et à la fin du plaidoyer du Président, une salve d'applaudissements, d'enthousiasme et de louanges au Bien-aimé de la Patrie, à l'illustre Mandataire, au Protecteur de la Jeunesse studieuse, au Périclès guatémaltèque. Les chants et la fête inondaient la ville.

Pensez à votre grand-père dansant au son du marimba et sifflotant les airs à la mode, La Flor del Café, par exemple. Pas facile pour vous alors que moi je l'imagine, tout heureux, vibrant au cœur d'un brouhaha d'à peu près un mois puisque les *minervalies* se prolongeaient jusque fin novembre.

Il obtint son baccalauréat à 18 ans, le 10 août 1917. Il envisagea alors d'intégrer l'École de Médecine d'où, selon mes sources, huit médecins diplômés étaient sortis en 1914. Chiffre sans commentaire. Ortega Carrascal, un éminent scientifique en avait été le directeur après son doctorat à Paris. Professeur, il y donnait un enseignement à caractère hospitalier.

Le régime politique dont je vous ai parlé n'était pas motivé par une Médecine de haut niveau. Tout tournait autour de l'Hôpital Général qu'Ortega Carrascal avait modernisé en y créant une zone de stérilisation, une salle de désinfection préopératoire et une salle postopératoire.

Oubliez les universités et les hôpitaux que vous connaissez aujourd'hui. Les ressources manquaient à la santé, à l'enseignement. Il n'y avait aucune liberté de mouvement. Toutes les facultés – d'Ingénieurs, de Médecine, de Pharmacie, de Droit, de Notariat – étaient directement contrôlées par le Président qui réussit à ce que, en 1918, l'Assemblée Législative nomme « Université Estrada Cabrera » notre Université Nationale.

Et alors que grand-père allait s'inscrire à l'Université, un tremblement de terre dévasta, à Noël, une grande partie de Guaté, pendant l'hiver 1917-1918.

En quelques secondes, de nombreux immeubles s'écroulèrent, spécialement ceux construits sous le mandat d'Estrada. Et pour comble de malheurs, quatre semaines après ce séisme, le 24 janvier 1918, un deuxième tremblement renversa ce qui était encore debout : les tours de la Cathédrale, l'église Saint-Jean-de-Dieu et beaucoup de monuments connus dont la statue de Christophe Colomb sur la place d'Armes.

Des milliers de familles n'eurent d'autre solution que de s'installer dans des camps improvisés dans la zone de Tivoli.

Cette catastrophe déstabilisa l'immense toile d'araignée policière que le Président avait tissée puisque les gens, unis dans le malheur, se sont lâchés contre lui. Par la suite plus rien ne fut sous son contrôle comme avant.

L'université, fermée, la santé, gravement endommagée : plusieurs salles de l'hôpital général – y compris le tout nouveau bloc-opératoire – étaient sous les décombres. Le gouvernement n'arriva pas à maîtriser la situation. L'exaspération populaire était telle que l'on se risquait à parler haut et fort. En mai 1919, l'évêque, Mgr Piñal, parla dans ses homélies en l'église Saint-François de la corruption en s'attaquant au gouvernement de façon voilée. Rien ne redeviendrait plus comme avant.

*

Nous voilà donc en 1919, année où commence une étape décisive dans la vie de grand-père. Il a 20 ans, il n'a pas eu cours depuis deux ans. La ville remonte la pente lentement, envers et contre tous les innombrables obstacles qui peuvent se présenter. En 1918, Une épidémie de grippe sévit dans le pays. L'université est toujours fermée. Pour occuper son temps, il a organisé chez lui un petit laboratoire et travaille de son côté. Les mois s'écoulent et on n'a aucun espoir de réouverture de la Faculté. Il est dans une impasse. Que faire ? Attendre un an, deux, trois ans ? Quelle période d'incertitude et de désenchantement !

Ma petite Paola, tu vas être tout de même étonnée d'apprendre que, quelques années auparavant, Olimpia Altuve, la première femme étudiante de l'université du Guatemala avait décroché son diplôme et que ce fut le Président en personne qui le lui remit ! Une femme à l'université. Incroyable ! Tout aussi insolite qu'un garçon partant à l'étranger pour ses études. Cela n'avait été le cas que de quelques personnes connues, comme l'éminent docteur Rodolfo Robles.

Je tiens à vous le dire pour que vous appréciiez le choix de grand-père. Mais, n'avançons pas nos pions. Un jour, en 1919, le docteur Arturo Gálvez Paiz, un prestigieux médecin qui avait fait ses études à Paris, dit à mon grand-père :

– Don José María, votre fils Ernesto est doué et très travailleur. Aimeriez-vous l'envoyer poursuivre ses études en France ?

Et son père décida de l'inscrire à la Sorbonne. Il en avait les moyens et plusieurs raisons de le faire, dont l'incertitude d'une réouverture de l'université. Par ailleurs, il voulait sans doute l'éloigner du Président qui était dans sa bulle, avec de clairs symptômes de dérèglement mental.

Quoiqu'il en fût, lorsque son père lui en parla, grand-père n'en crût pas ses oreilles. À vingt-ans, à Paris ? Il n'avait jamais osé en rêver. Qui plus est dans l'une des universités les plus prestigieuses au monde. Et après une traversée en bateau, par-dessus le marché !

Ne souriez pas ! Un voyage en bateau était une aventure encore à l'époque. Et le déplacement le plus long qu'il avait fait jusque-là était de Guaté à Antigua, dans des diligences tirées par des mulets qui mettaient 17 heures pour effectuer le trajet.

Il plia bagage. Et ici commence le chapitre passionnant de sa vie que je vous raconterai calmement un autre jour.

Je vous embrasse très fort !

Papa

Deuxième lettre. 1919-1929

20 août 1999

Jorge, Paola, Diego, mes chéris !

Encore une lettre datée le jour d'un anniversaire. Récemment, à Guaté, je suis passé près de la gare de Pamplona d'où, le 20 août 1919, votre grand-père est parti pour la France. 80 ans, pile aujourd'hui. Une date qui est par ailleurs celle de l'anniversaire de ma cousine Mercedes.

Toute la famille était sur le quai pour lui dire au revoir. Lorsque le train démarra, à travers la fumée de la locomotive, mon père aperçut sa mère qui le bénissait à genoux, son visage inondé de larmes.

Il n'oublia jamais cette image. Sa maman, à genoux, le bénissant, alors que son train s'éloignait, dans les soubresauts d'un train de l'époque, vers Puerto Barrios.

Il était heureux et triste en même temps. Quelle aventure ! Mettez-vous à sa place. Il contemplait la Sierra de las Minas et les montagnes verdoyantes du Mico, de Zacapa, de Quirigua !

Cette ligne de chemin de fer avait été ouverte onze ans auparavant. Fini le temps où chaque cheminot trouvait son amour à toutes les gares ! Désormais, un voyage en train faisait rêver la plupart des Guatémaltèques, qui chantonnaient :

Ya llegó el tren hacia Mazatenango
y en las llanuras muy alegres va pitando
y los trenistas van felices viendo el mango
que el conductor de la boca me quitó...

[Il y a un train pour Mazatenango qui roule en sifflant, sur les plaines en fête, au bonheur des cheminots, heureux de voir la mangue que le mécanicien a attrapée dans ma bouche].

Douze heures avant d'atteindre la côte. En écoutant siffler le train avant ses arrêts prolongés, il passa une demi-journée passionnante, à contempler, entre deux coups de sifflet et quelques coups de frein, les merveilleux paysages dont il avait entendu si souvent parler.

Il était là, dans son wagon, collé à la vitre, à penser aux deux dernières années de sa vie, de 1917 au mois d'août 1919. Étrange période que cette fin de vie scolaire, ces tremblements de terre, avec la réélection d'Estrada, appuyée par les intellectuels et les « têtes pensantes ». L'université fermée, sans délai d'ouverture prévu. Et lorsque son horizon était au plus noir, Paris !

Je n'ai pas de mal à l'imaginer à la descente du train, fatigué, avançant avec ses valises derrière lui, sur la Baie d'Amatique, tout en fredonnant *Bella Guatemala*, parmi des cargaisons de bananes et de sacs de café. Sur ce quai, il s'embarqua tout d'abord pour New-York.

En montant dans ce navire, son âme tressaillait d'une joie teintée de tristesse. Il avoua par la suite que ce fut une traversée pénible, dans la nostalgie et l'incertitude. Qu'est-ce qui l'attendait à Paris ? Des études, des examens… en français ! Tout optimiste qu'il était, cela le dépassait largement. Allait-il rebrousser chemin, rentrer au Guatemala après avoir échoué ?

À la New Orléans, en percevant les vieilles maisons coloniales aux grandes terrasses regorgeant de fleurs, il eut pour la première fois ce sentiment d'isolement que provoque la méconnaissance d'une langue et des coutumes étrangères. Il prit rapidement le train pour New-York. Et là, il se sentit perdu, sans parler l'anglais, sans connaître personne. Quelques jours plus tard, il voguait vers l'Europe.

Le navire, dans un temps record, traversa l'Atlantique en vingt-et-un jours, Un vrai défi à cette époque-là.

*

Il arriva en France, sous la pluie, l'après-midi du 10 septembre. Le paquebot accosta au Havre, pas très loin de Paris. Sans doute dès le lendemain, dans son train, il aperçut au loin la silhouette de la Ville Lumière, les tours de Notre-Dame, la coupole du Sacré-Cœur, la Tour Eiffel.

Terminus Gare d'Orsay[1] ! Sous une splendide verrière et dans son français balbutiant, je l'imagine très bien en train de se renseigner sur l'adresse de son contact de confiance en Europe. Luciano Boudousse avait une affaire d'import-export à Paris et s'occupait des démarches financières d'un petit nombre de Guatémaltèques qui avaient des enfants en France.

Mon père, sans doute habillé comme il l'était ici, avec son panama et son sac des tropiques, léger, a dû attirer l'attention, immergé dans ce monde nouveau qui défilait sous ses yeux : les quais de Seine et sa foule grouillante, les stations de métro, le style Art-Déco, le brouhaha des étudiants du Quartier Latin.

Il n'en revenait pas. Tout était vrai ! Il était à Paris, la capitale du monde, là où l'on prenait les grandes décisions. La Première Guerre Mondiale venait de s'achever, et un mois après son arrivée, le 12 octobre 1919, le Sénat français ratifierait le Traité de Versailles.

Il était heureux, alors qu'il ne connaissait personne, et qu'il se trouvait à des milliers de kilomètres de chez lui. Sous un soleil blafard, privé de notre luminosité éclatante, il se trouvait au cœur d'une ville aux immeubles spectaculaires, très souvent sous la gri-

1 Cela semble peu probable que le train du Havre soit arrivé en gare d'Orsay. (NdE)

saille, sous de gros nuages tristes. Un vent d'automne le plongea sans doute dans la nostalgie de notre éternel printemps.

Mes chéris, vous n'avez pas encore connu la solitude à l'étranger que grand-père décrivait dans sa lettre à sa sœur Clémen. « On est d'abord saisi par un désarroi qui tâche de vous décourager. On a alors qu'une envie : rebrousser chemin, tout quitter sur le champ, pour vivre heureux parmi les siens, avec ceux que l'on aime. »

Mais il lui fallut maîtriser ses émotions et s'adapter. Ce fut sans doute très dur. Dans la rue, on voyait encore des militaires anglais, américains et la ville, après tant d'années d'angoisse, se défoulait. Un désir fou, frénétique, de jouir de la vie.

Pour le romancier américain John Dos Passos, Paris était alors une ville en liesse, la Ville Lumière, la Mecque de la mode et du luxe, la capitale de l'art. Le rendez-vous des grands artistes. Dans les cafés à la mode, on trouvait Chagall ou Modigliani, assis à la table d'en face.

Cela dit, bien qu'il eût du mal à s'adapter, il fut conquis par les vertus des Français et séduit par l'ambiance culturelle parisienne.

« Je suis arrivé à Paris juste après la fin de la première guerre mondiale qui laissa exsangue le peuple français, qui petit à petit renaissait des cendres de la guerre.

Une aube nouvelle après des années de tempête. L'ambiance était à l'optimisme, dans l'espoir de ne plus jamais revoir cette barbarie. »

Il commença alors à préparer le PCN, son certificat d'études Physiques, Chimiques et Naturelles. Il aurait pu demander une équivalence, mais tout à fait conscient de la précarité de sa formation antérieure, il choisit d'approfondir ses connaissances et de passer cette épreuve. Imaginez le réalisme et la maturité qu'il faut avoir pour prendre une telle décision. « En effet – disait-il – ceux qui arrivent ici pour leurs études de médecine et qui, en présentant leur titre de bacheliers, se font dispenser du PCN, intègrent la Faculté, désorientés, sans parler la langue, sans méthode de travail, sans l'habitude de fréquenter les cours. »

Et sa vie d'étudiant partit du bon pied. Dans les amphithéâtres, le climat était exceptionnel. Après la longue parenthèse de la guerre, les cours reprirent en novembre 1919. Les nouveaux venus, parmi lesquels il y avait votre grand-père, côtoyaient des étudiants avancés qui étaient partis au front, des professeurs qui avaient été médecins-militaires et dont le cœur était marqué par les désastres du conflit. Tout cela fit que le travail universitaire prit une tournure pratique et réaliste.

La Sorbonne était – elle l'est toujours d'ailleurs – une prestigieuse université. Il suffit de visiter aujourd'hui le bâtiment de la Faculté pour apprécier le rang prééminent que la Médecine française occupait dans le monde. On traverse d'abord une vaste cour d'accueil. Après avoir gravi des escaliers d'apparat, flanqués d'une forêt de colonnes en porphyre, on arrive dans de magnifiques salons, avec un plancher en marbre et des murs parés de bustes de médecins connus, sous lesquels on précise que :

« Sous le règne de Louis XVI, on posa la première pierre de cet édifice, consacré aux études et à la perfection de la chirurgie. Sous les auspices du bien-aimé Louis, en l'an de grâce MDCCLXIX. »

Il n'y avait pas encore en France de CHU, de Centres Hospitaliers Universitaires. Très tôt, au début de l'année universitaire, le 19 octobre 1920, la Mairie de Paris signa un accord avec l'Université permettant aux professeurs de la Faculté de Médecine de devenir Chefs de Service des différents hôpitaux de la ville.

Un pas de géant, d'après les historiens de la Médecine. En effet, la santé française allait profiter des avancées scientifiques universitaires et les nouveaux étudiants de la Faculté – votre grand-père, entre autres – allaient bénéficier d'un enseignement clinique direct. Aussi, mon père expliqua que lorsqu'il réussit le premier concours dit de l'externat, il intégra « non seulement l'école de Médecine mais surtout l'hôpital ».

Cette année-là, il changea de résidence. Chez Monsieur Boudousse il y avait trop de gens originaires de l'Amérique Latine ; il se dit que jamais il ne maîtriserait le français, et il s'installa rue du Dragon, entre le Boulevard Saint-Germain et les rues du Four et de Grenelle.

Rue du Dragon. Une rue étroite, typique du Quartier Latin. Des immeubles à quatre ou cinq étages, des demeures aux grands portails. Sur les murs, des plaques rappelant des habitants illustres :
« Ici vécut Victor Hugo en 1821. Les Hugophiles »

Un peu plus loin, on se souvient de Georges Haussmann, le bâtisseur de Paris. Pas très loin non plus, on évoque Giono et Martin du Gard, deux grands écrivains.

José Maria, son père, votre arrière-grand-père, lui envoyait une lettre toutes les semaines. Je dis bien toutes les semaines, pour le tenir au courant des nouvelles de la famille et de la vie politique chez nous. Notre situation était relativement meilleure. Le Congrès avait destitué Estrada, déclaré fou, et ce vieux dictateur s'était retranché dans « la Palma », sa résidence, d'où il avait bombardé la capitale.

Carlos Herrera, un grand propriétaire terrien, autrement dit un latifundiste, dans la canne à sucre, lui succéda. Quelques mois plus tard, se tint au Costa Rica une Conférence qui créa la Fédération des Républiques Centraméricaines. Le vieux rêve centre-unioniste semblait se réaliser et le 15 septembre 1921, le Guatemala s'unit au Honduras et au Salvador pour ne former qu'un seul état – la República de la América Central – avec sa capitale à Tegucigalpa.

Mais ce fut cauchemardesque. Un coup d'état obligea Herrera à renoncer à sa charge. On instaura un triumvirat avec, à sa tête, Orellana, collaborateur proche d'Estrada qui rompit cette Union le 14 janvier 1922.

De 1921 à 1926, grand-père réussit le concours et, en médecin externe, il intégra les hôpitaux de Paris. Cet externe était un bon étudiant, très responsable. Ce qui n'était pas monnaie courante, je tiens à le souligner, dans l'ambiance frivole des années vingt, bohème et délirante.

C'était le Paris des années folles. Du fox-trot, de la java, du cancan. Des danses dont je vous apprends le nom, n'est-ce pas ? Pensez aux films de Maurice Chevalier, à ses claquettes, à son « Paris sera toujours Paris ! »

Mais qu'est-ce que je vous raconte là ? ! Maurice Chevalier ne vous dit absolument rien puisque pour vous les Beatles sont déjà préhistoriques !

Paris, splendide et débridé. La Tour Eiffel, illuminée avec cinq cent mille ampoules. Avec New-York, Paris était le symbole du progrès et de la modernité. Une modernité aux coutumes affolantes, sans aucun repère moral. Fort heureusement, – racontait sa sœur Uca – il ne se laissa pas entraîner par ce climat, par cette ambiance où « l'excès était devenu la mesure habituelle ».

Tante Uca ajoutait aussi « qu'il n'apprit pas les mauvaises choses que l'on apprenait là-bas. Il était dans la fleur de l'âge, sans être ni bigot, ni libertin, ni vicieux, sous aucun rapport. Il n'était donc ni immoral ni gaspilleur… ça, jamais ! »

Cette période fut pour grand-père un temps de travail intense, avec de grandes responsabilités.

Pardon, mes enfants, je me suis égaré. Je reprends le fil de cette ambiance où il baignait en 1926, quand il réussit l'Externat et qu'il se mit à préparer son Internat dans les Hôpitaux de Paris, la grande école de la Médecine française.

Être interne des Hôpitaux de Paris était, à l'époque, le rêve doré, la plus haute aspiration, d'un étudiant de Médecine. Toutes les grandes figures de la Médecine française du XIXe siècle avaient réussi cet examen qui jouissait d'un immense prestige en France et partout ailleurs.

Un concours typiquement français. Dès que les étudiants internes le passaient, toujours étudiants, ils assumaient la responsabilité d'un médecin. Ils devenaient pendant quatre ans des médecins-chirurgiens internes. À la fin de leurs études, ils présentaient leur thèse, dirigée par l'éminence scientifique de leur spécialité.

Grand-père releva donc ce défi tout en sachant qu'il était de taille. Un concours très dur avec très peu de postes à la clé – 70 en tout – pour des centaines de postulants qui s'acharnaient au travail, des années durant, cloîtrés dans leur appartement.

Il se présenta une première fois et il échoua.

Il se remit au travail. L'été, l'automne, l'hiver – puisque là-bas les saisons se succèdent, sans ce printemps éternel que nous avons ici –, grand-père, cloîtré dans la solitude de sa chambre, révisait mille et mille fois les matières de cet examen. Dehors, la vie parisienne bruissait !

*

Laissons-le travailler rue du Dragon et revenons au Guatemala, chez mes grands-parents, vos arrière-grands-parents. Clotilde, très indépendante pour son époque, avait du caractère. De nos jours, garçons et filles, vous pouvez pratiquer les mêmes sports, faire les mêmes choses. Quoique je doute que Paola devienne un jour footballeuse. En effet, mon père, ton grand-père disait en parlant de toi : « Ma petite fille ne marche pas, elle danse ! Elle sera danseuse. » En effet, ma chérie, tu marchais sur la pointe des pieds, avec des pas de ballet.

Je suis encore parti ailleurs… Mais, voilà. Je vous disais que vous trois vous avez aujourd'hui les mêmes chances, les mêmes sports, les voyages à l'étranger. Or, cette égalité, au Guatemala, au début des années vingt, était impensable ! L'immense majorité des femmes étaient cloîtrées chez elles, sans aucune perspective, reléguées culturellement et socialement parlant. Or, grand-mère Clotilde fut une exception dans ce contexte-là.

Elle se faisait du souci pour son fils qu'elle n'avait pas revu depuis plusieurs années et cette séparation lui était insupportable.

Les distances étaient alors infranchissables. De nos jours, il me suffit de composer le préfixe du Mexique pour avoir ma sœur

Clémen au bout du fil. À cette époque, ma grand-mère ne pouvait contacter son fils que par courrier, des lettres qui mettaient des semaines à partir et à arriver.

Or un jour, elle en eut assez. Elle dit à son mari, mon grand-père, qu'il fallait qu'ils aillent à Paris. Votre arrière-grand-père s'en inquiéta. Il savait que dès qu'elle avait décidé quelque chose, rien ne pouvait l'arrêter.

– En France ? Quelle folie, Clotilde ! À quoi bon, la France ?

– Pour voir notre fils ! T'en moquerais-tu, par hasard ?

Ils en discutèrent et en rediscutèrent. Finalement, votre arrière-grand-père lâcha la sentence :

– C'est bon ! Si tu pars, tu pars toute seule !

– D'accord ! Je pars toute seule !

– Comment ça ? Tu ne pars pas !

– Bien sûr que si je pars ! C'est mon fils et je veux le voir !

– Clotilde, si tu t'en vas, tu ne remets plus les pieds ici !

*

Ma grand-mère partit à Paris, sans connaître un mot de français. Elle y resta un bon moment et s'en sortit, tant bien que mal. Son point de repère dans la rue était un magasin, avec, en devanture, une citrouille, à vendre à la découpe. Lorsqu'elle fut entièrement vendue, Clotilde paniqua. Elle tournait en rond dans le Quartier Latin, quand, fort heureusement, un gardien de la paix auquel elle tendit la carte où son mari avait écrit son adresse, la mit sur le bon chemin.

Pendant son séjour, ils sont allés à Lourdes. Que s'est-il passé là-bas ? Je l'ignore. Mais ce pèlerinage fut important pour mon père qui, jusque-là, n'avait pas montré un grand intérêt pour la religion. Or, après Lourdes, il y eut un « avant et un après » dans son âme.

Il n'était pas mécréant. Il croyait en Dieu, en effet. Mais la foi, à cette période-là de sa vie, n'était pas son premier souci. Il ne pensait qu'à travailler, à devenir interne des Hôpitaux de Paris, à réussir dans la vie. C'est ce que je me dis, car en fait, je n'en sais trop rien.

Ma grand-mère rentra au Guatemala. Elle sonna chez elle, mon grand-père lui ouvrit la porte.

– Me voici – lui dit-elle.

– Comment ça ? Tu reviens ici ? – s'écria grand-père, furieux.

– Bien entendu, je reviens parce qu'ici c'est chez moi !

Elle entra et déposa ses valises. Un point c'est tout.

Ils avaient tous les deux un caractère de feu et un tempérament volcanique. Les volcans Agua et Fuego me font penser à eux[2].

*

Revenons à Paris pour y retrouver grand-père qui prépare son concours.

Il le passa pour la deuxième fois et fut admis à l'oral après trois épreuves écrites. On n'a pas de mal à imaginer sa joie.

Il affronta une épouvantable épreuve orale de cinq minutes !

Il échoua encore.

Il se cloîtra une troisième fois, croulant sous ses livres. Au bout de quelques mois, fin 1927, il tenta l'examen pour la troisième fois. Il fut admis à l'oral avec un 56/100. Désormais il était un médecin interne !

Sauf qu'en réalité il n'était qu'un interne-intérimaire puisque pour être interne titulaire, il fallait 56,5/100.

Qu'à cela ne tienne. 0,5 de plus ou de moins, il venait d'intégrer les Hôpitaux de Paris.

Son ancien camarade de lycée, le futur prix Nobel de Littérature Miguel Angel Asturias, était lui aussi à Paris à cette époque. Correspondant de notre quotidien *El Imparcial*, il interviewa grand-père. L'interview fut publiée à Guaté.

« Dernière réussite d'Ernesto Cofiño que j'ai tiré de son travail lors d'un rendez-vous concerté dès mon arrivée à Paris, mais ajour-

---

2 Agua et Fuego : Eau et Feu (NdE)

né jusque-là. Je suis allé le voir dans son petit appartement rue du Dragon. Après une longue accolade, je lui ai dit :

– Me voici pour un longuissime échange d'au moins mille cinq cents soirées de suite.

– De tout cœur, mon frère, me répondit-il. Mais de quoi allons-nous discuter pendant si longtemps ?

– De toi…

– De moi ?

Installés dans son canapé bleu marine, nous avons parlé de lui, du docteur Ernesto Cofiño, de l'interne des Hôpitaux de Paris.

– Te souviens-tu…

– Pas question de se souvenir de quoi que ce soit – continua Miguel Angel Asturias – ces souvenirs n'intéressent que toi et moi. Je suis là pour une interview. Je tiens à ce que le public du Guatemala, – ça te dit encore quelque chose, le Guatemala ? – apprenne que tu es le premier Guatémaltèque, et après le docteur De Bayle, le premier Centraméricain, à avoir décroché ce poste d'interne si convoité.

–…Et à quel prix, mon frère. J'ai consacré les meilleures années de ma vie à préparer cet internat de rêve. J'ai toujours pensé que si un diplôme de l'université de Paris est déjà très honorable, le rang d'interne est bien plus honorable encore.

– Un titre que tu es le premier à décrocher parmi nos compatriotes qui te succéderont à Paris. Ta réussite est incroyable. Elle montre le potentiel de la jeunesse guatémaltèque. Pour remplacer nos anciens, il nous faut être plus performants. Où travailles-tu maintenant ?

– Je suis responsable d'un service à l'hôpital des Enfants Malades. »

*

Notre futur prix Nobel présentait grand-père comme un exemple aux jeunes du Guatemala. Cependant, mon père ne voulait pas que l'on pense que ce but était inaccessible, réservé à des intelligences privilégiées. C'est pourquoi Miguel Angel Asturias ajouta, un peu gêné :

« Je n'aimerais pas qu'en lisant cette interview on se dise : "Il est très intelligent". Nous ne savons que trop que le Guatémaltèque moyen se croit intelligent. Or moi, j'aimerais que les lecteurs se disent plutôt : c'est un grand travailleur, une grande volonté au service d'un cerveau normal. En effet, il faut en convenir, Cofiño n'est pas arrivé là où son intelligence l'a mené, mais là où l'ont conduit sa volonté de travail et de sacrifice. Ce sont ces vertus qui font défaut aux pays où le charlatan époustoufle, où le médiocre pontifie sur des matières qu'il ignore ou qu'il ne connaît que superficiellement ».

Grand-père s'était appliqué à décrocher ce concours, il avait sacrifié les meilleures années de sa vie.

Par la suite, mon père, lorsque j'étais étudiant, très inquiet de voir que mes épreuves m'affolaient, m'avoua que, très souvent encore la nuit, il se réveillait en sueur, après un gros cauchemar.

– Qu'as-tu donc, Ernesto ? lui demandait ma mère, votre grand-mère.

– Je rêvais que j'avais échoué et que je me représentais encore une fois au concours.

Et il commença à travailler à l'Hôpital des Enfants Malades, rue de Sèvres, encore en service de nos jours. On peut toujours s'y promener sur une large avenue centrale, flanquée de deux rangs de platanes, au cœur de pavillons peints en blanc. C'est là qu'il a exercé la Médecine avec les pontes de la Pédiatrie française. Son grand effort avait valu la peine. « Un interne, disait-il, est très près du Chef de Service, du Patron, comme nous l'appelions, dans une relation de respect, d'affection et de reconnaissance. Il ressent lui aussi, lors de sa visite aux malades, l'émotion d'être responsable ; « un petit chef ». Nous étions responsables des astreintes et des gardes, nous faisions de la recherche avec les grands spécialistes, toujours au chevet de nos malades. Tout cela était pour nous une formation théorique et pratique incroyable. »

En 1927, il publia un article sur la péritonite, avec Jean Hutinel, Médaillé d'Or en Médecine et médecin émérite de cet hôpital, depuis 1921. L'année suivante, il en publia un autre avec Mozer, sur le vaccin de la diphtérie.

Il collabora avec les plus grands, Pierre Nobecourt, prix de Médecine en 1898 et chef de clinique de l'Hôpital depuis 1914, avec Aviragnet et avec Pierre Lerebouillet, Médaille d'Or et professeur agrégé de Pathologie interne. Il travailla aux côtés de Robert Debré, son Chef de Clinique, devenu par la suite « le plus éminent des pédiatres français du XXe siècle et l'un des premiers au monde ».

Robert Debré était tout un personnage. Né à Sedan, dans les Ardennes, à la frontière avec la Belgique, très grand, élancé, au visage anguleux, avec une belle barbe, un nez aquilin, il était au sommet de sa vie professionnelle. La renommée de ses cours de Bactériologie à la Faculté, ses cours de Pédiatrie à l'Hôpital, et ses travaux de recherche était grande.

C'était un humaniste avec une formation universitaire hors du commun. Après son baccalauréat, il fit des études de Philosophie. Disciple de Charles Péguy, il fréquentait les intellectuels, Maritain entre autres, et les poètes, dans le cercle de Paul Valéry. Deux ans après sa licence-ès-Lettres, au grand étonnement général, il décida de « remplacer les livres par les hommes et la pensée par l'action ». Alors, il entreprit ses études de Médecine.

Travailleur infatigable, cultivé et tolérant, d'une grande vivacité et d'une mémoire prodigieuse, il était tenace, créatif, innovant et très sensible aux problèmes des plus nécessiteux. Au moment où grand-père le rencontra, il était rattaché à l'Institut Pasteur et dirigeait d'importantes études dans le cadre de la Bactériologie et de l'Anatomo-Pathologie. Il était le fer de lance de la recherche pédiatrique et n'enseignait rien à ses étudiants qu'il n'eût d'abord expérimenté.

« Il fallait un effort hors du commun, et l'expression n'est pas exagérée, pour être au courant de toutes les branches de la médecine infantile ».

Grand-père tissa avec lui un lien professionnel très fort. Robert Debré dirigea sa thèse doctorale et fut littéralement son maître.

De son côté, le professeur Debré manifesta toujours et publiquement son attachement amical envers mon père, ce qui était inhabituel chez lui, très réservé et distant, d'après ce que l'on dit.

Spirituellement parlant, ils n'avaient pas la même trajectoire. Robert Debré avait grandi dans un milieu familial profondément religieux puisque son père était Grand Rabbin de la communauté juive de Neuilly. Mais, à son adolescence, il délaissa la foi de ses parents. « Quelle est donc ta religion ? » lui demanda sa sœur quand il avait quinze ans. – « Moi, je suis païen ! » lui répondit-il.

En revanche, grand-père franchit le cap de l'apparente indifférence spirituelle de sa jeunesse et se rapprocha petit à petit de Dieu. Pour expliquer cette "indifférence spirituelle", on peut avancer plusieurs raisons : certains l'ont entendu dire qu'à Paris, fidèle aux enseignements de sa mère, il allait à la Messe le dimanche ; d'autres, que durant cette période il n'y allait pas pour se concentrer sur son travail, tout en étant croyant, avec de bonnes mœurs et un comportement sérieux.

Je ne saurais dire ce qu'il en était, car nous ne parlions pratiquement pas de son passé. Mais j'ai l'impression qu'à Paris, il négligea un peu sa vie spirituelle. Tante Clarita assure qu'il avait décidé de s'installer à Paris, entre autres, parce qu'il était tombé amoureux d'une Française.

Rester à Paris ? Cela ne faisait pas partie des projets de son père. Mon grand-père lui adressait un courrier toutes les semaines. Son fils tâchait de lui répondre avec la même fréquence. Mais à partir du moment où il s'investit dans les Hôpitaux, il n'en eut plus le temps. Un jour, il voulut se rattraper et écrivit dix lettres d'affilée.

Son père lui répondit par retour du courrier :

« Mon cher fils :

Ce n'est pas la peine de m'écrire dix lettres à la suite. J'ai bien vu que le tampon de la poste est du même jour. »

Alors il décida de le faire revenir.

Aussitôt dit, aussitôt fait. En 1929, mon grand-père embarqua avec tante Clarita et tante Maria sur un paquebot de la compagnie Hamburg-American Lines, via Paris.

Ils accostèrent à Amsterdam un mois plus tard. Clarita se souvient du beau temps qu'il faisait en Europe. Le paysage hollandais les ravit, avec ses moulins à vent et ses champs bondés de tulipes.

De là, ils firent route vers Paris où ils descendirent dans un hôtel en face de l'église Saint-Germain-des-Prés. Tante Clarita nous parlait de leurs promenades dans les boulevards du Quartier Latin, de son père, « mince, élancé, élégant, aux yeux clairs, jovial, quelque peu revêche mais devenu de plus en plus gentil ».

Mes tantes étaient dans la fleur de l'âge. Grand-père était fier de les conduire à l'Opéra pour qu'elles y découvrent le grand monde. Il fallait donc s'afficher, elles s'achetèrent des tenues de soirée. Mais que se passa-t-il à ce moment-là ? Allez donc savoir. Le fait est que grand-père piqua une grosse colère et leur dit : plus d'Opéra !

– Et qu'allons-nous faire de nos robes ? pleurnichèrent-elles.

– Vous les étrennerez au Guatemala ! leur dit leur père. Sans doute ne voulait-il pas qu'elles s'amourachent à Paris, comme ce fut le cas d'Ernesto. Tante Clarita assure qu'il était décidé à le ramener à tout prix et qu'il leur expliqua comment il allait s'y prendre. D'abord, il partirait avec elles en Espagne et après un mois, à leur retour, Ernesto aurait certainement déjà bouclé sa thèse.

Une thèse bouclée et soutenue en quelques mois ! Drôle d'idée, lui dit certainement son fils.

Et leur tournée en Espagne commença, d'abord à Infiesto, en quête de leurs racines, puis en Andalousie, à Séville, où avait lieu l'Exposition Universelle. Au bout d'un mois, ils rentrèrent à Paris.

– C'est bon ? Tu l'as soutenue, ta thèse ? lui demanda son père en arrivant.

Naturellement, votre grand-père ne l'avait pas encore présentée.

Qu'à cela ne tienne. Son père décida de prolonger d'un an son séjour à Paris, en attendant que son fils eût tout achevé.

Voilà ce que j'en sais par tante Clarita. Quant à son amourette française, je n'en ai pas la moindre idée. Un roman inventé, peut-être ? Mes tantes étaient jeunes et aimaient les histoires d'amour, alors qu'il n'y avait peut-être aucune raison de le croire. Moi, je ne peux vous dire que ce que mon père m'a toujours avoué. Il avait toujours envisagé d'épouser une Guatémaltèque et à Paris, elles ne courraient pas les rues.

Vraie ou fausse histoire que celle de son amie française ? Quoi qu'il en soit le récit de ma tante Clarita montre bien le caractère de son frère, mon père, – un bourreau de travail responsable –, et celui de son père, mon grand-père, têtu comme une mule et totalement ringard.

Très souvent, en pensant à mon grand-père, je me suis dit que le bon Dieu se sert de nos défauts et de nos limites pour réaliser son projet de salut. En effet, s'il n'avait pas été aussi têtu et aussi autoritaire, je pense que mon père ne serait pas si vite rentré de Paris.

Finalement, la soutenance de sa thèse, dirigée par Robert Debré, eut lieu le 6 novembre 1929. Son sujet était d'un grand intérêt scientifique : la sensibilité à la tuberculine chez les enfants vaccinés par BCG. Mon père démontra que ce vaccin administré par voie orale était en mesure de positiver la réaction tuberculinique. Je ne saurais vous en dire davantage puisque je ne suis pas médecin.

Une thèse auréolée de la Médaille d'Argent de la Faculté de Médecine. Une médaille d'argent ! Quel grand honneur !

Après l'avoir si brillamment soutenue, en décembre 1929, il quitta Paris. Le maréchal Foch, héros de la Première Guerre, venait de mourir, ses obsèques furent imposantes. Un énorme catafalque sous l'Arc de Triomphe et un long défilé militaire en son honneur.

Le cortège pénétra solennellement dans la cathédrale Notre-Dame, au son du cor et à la lumière des flambeaux. On aurait dit que la menace de la guerre s'estompait à tout jamais. Mais grand-père ne se leurra pas : « Il y avait de l'optimisme dans l'air et l'espérance que ces temps barbares ne se reproduiraient plus jamais. Or ce ne fut qu'un faux espoir ! » Un mirage. On comprit très vite que cette ville en liesse « dansait depuis des années sur une poudrière ».

Bon… cela suffit pour aujourd'hui, je me suis trop étendu. Nous poursuivrons un autre jour ! Je vous embrasse de tout cœur.

Papa

Troisième lettre. 1929-1933

15 septembre 1999

Jorge, Paola et Diego, mes chéris !

Je reprends mon stylo. Cela fait soixante-dix ans que votre grand-père est rentré au Guatemala. En quelle saison ? Tante Clarita ne se souvient que du « béret espagnol » qu'elle portait avec tante Maria. Sans doute ce fut au mois de décembre puisque son diplôme de docteur est daté du 8 novembre.

« Vers la fin de l'année 1929, après onze ans de séjour à Paris et une longue traversée en bateau, je suis rentré. L'amour de ma famille, de mon pays, de nos coutumes m'est revenu sans que je n'oublie Paris. »

Cette nostalgie de Paris, de la France lui ont toujours collé à la peau. Il n'oublia jamais « cette dette d'amour contractée, toujours vivante, comme le printemps de Paris où fleurit le muguet. »

Durant ces onze années d'absence, Guaté avait triplé. Avec 250 000 habitants, elle gardait toujours beaucoup de ses anciennes traditions. La vie sociale, par exemple, tournait toujours autour des salons, dans de longues veillées où l'on chantait autour d'un piano ou d'un accordéon.

Après le tremblement de terre, la ville s'était redressée. On avait reconstruit les tours de sa cathédrale. « Mais, – écrivait grand-père attristé –, durant tout ce temps, depuis mon départ, il n'y avait pratiquement pas eu de progrès, ni de développements apparents. »

Ses amis le mirent au courant de tout. Plus de *Minervalies*, comme au temps d'Estrada, mais toujours le même amour des défilés. Lazaro Chacon, le président, était un militaire de l'Orient, le climat politique était toujours instable. En janvier de cette année-là, un soulèvement avait été étouffé en quelques semaines, par un état de siège jusqu'au mois de mars.

D'aucuns se sont étonnés de le voir rentrer. À quoi bon ? À Paris, il était déjà installé. Et ici… Le niveau d'analphabétisme était très élevé. Il n'y avait presque pas d'écoles, ni de livres et très peu d'instituteurs, mal préparés et peu rémunérés.

Et l'Université, n'en parlons pas. Aucun rapport avec la Sorbonne ! Pas de spécialistes en radiologie. L'hôpital provincial n'avait même pas de pavillon pour isoler les infectieux.

Malgré son niveau scientifique, ses débuts professionnels au Guatemala ne furent pas un chemin de roses. En France, il était quelqu'un. Ici, il était illustre inconnu.

Un bel inconnu qui, du haut de ses trente ans, cherchait son indépendance financière. Que faire ?

– Ernesto – lui dit oncle Chépé, son grand frère – installe une clinique, je peux t'aider à régler les mensualités. Tu me rembourseras par la suite.

Il fit donc ainsi et afficha sa plaque métallique à la porte. Ernesto Cofiño. Médecin. Il boutonna sa longue blouse blanche, jusqu'aux pieds, et attendit ses patients.

Mais les malades ne se pressaient pas au portillon. Oncle Chépé en parla autour de lui.

– Ami, rends-moi service. Va chez mon frère pour un contrôle général.

– Mais, je suis en pleine forme !

– Ne t'en fais pas ! Qu'il t'ausculte quand même ! Tiens, prends ces quetzales, pour payer ta consultation. Et surtout ne lui parle pas de moi, s'il te plait !

Avec le secours de Chépé et en travaillant d'arrache-pied, il se fit une réputation. Il touchait 25 centimes par consultation. Il faisait des visites à domicile auprès d'adultes et d'enfants.

La pédiatrie n'existait pas encore au Guatemala. L'enfant était considéré comme un adulte en miniature et certains de ses collègues, de la « vieille école », l'ont très mal accueilli. « Qu'est-ce que ce gamin peut m'apprendre à moi, qui exerce depuis des décennies ? » La pédiatrie guatémaltèque en était au point mort au début du siècle dernier, alors qu'Ernesto rentrait des hôpitaux les plus avancés !

Petit à petit, en se heurtant à mille difficultés, il se fraya un chemin. Les premiers pas dans ce métier furent très durs. Manuel Tilve avoue que certains lui dressèrent des obstacles de taille. Il lui fallut repasser un examen pour avoir le droit d'exercer. Le 4 mars 1930, l'incorporation au corps médical lui fut accordée à l'unanimité.

Il se mit au travail en 1931, en tant que membre actif de la Société Protectrice de l'Enfant. Cette entité privée, créée par quelques médecins se souciant des enfants malades et sans ressources, avait fait construire, en 1928, une infirmerie, dite « el Hospitalito[1] ».

En 1932, il fut nommé Chef de Clinique dans le Service de Médecine Infantile, à l'hôpital Saint-Jean-de-Dieu. Son curriculum vitae nous apprend qu'il n'arrêta pas de publier des travaux de recherche sur les maladies infantiles, la malnutrition et la tuberculose.

Pendant ce temps, la situation politique s'était compliquée. Le général Chacon fut victime d'un AVC[2] le 10 décembre 1930 ; le

---

1 Le petit hôpital (NdE)

2 Accident Vasculaire Cérébral, selon l'abréviation classique en français. (NdE)

Conseil des Ministres avait désigné Baudilio Palma président intérimaire.

En profitant de cet appel d'air, plusieurs groupes politiques tâchèrent de renverser le régime. Lors des émeutes sanglantes à Guaté, Mauro de Léon, vice-président, fut assassiné et Palma dut se réfugier à la Légation allemande.

Le 17 décembre 1930, le général Orellana prit sa relève en tant que Président provisoire. Reina Andrade lui succéda et convoqua des élections remportées par Jorge Ubico, un autre général. Avec l'un de ses premiers décrets, il bloqua l'autonomie relative dont jouissait l'Université, afin d'éviter la propagation d'idées subversives. Cette mesure en dit long sur ses idées politiques.

*

Mais Ubico mérite un chapitre à part. Il n'y a pas que le travail et la politique qui comptent : concentrons-nous sur la vie privée de grand-père.

Mon père, votre grand-père, était un beau trentenaire, avec pignon sur rue. Un *bon parti*, disait-on à l'époque. Jeune, sympathique, avec un avenir prometteur. Il tenait à se marier, mais comme il était toujours au chevet de ses malades, il ne s'était pas préoccupé de cette question.

*

Un jour, en décembre 1930, il se trouvait dans la pharmacie de son ami Rafael Barnoya, célibataire comme lui, lorsqu'il vit passer sur la Sixième Avenue, une jeune fille de vingt ans, élancée, aux cheveux noirs, avec de très beaux yeux.

– Au revoir, Clémencia ! – dit Rafael.

– Au revoir, Rafael ! dit-elle timidement, en passant.

Votre grand-père ne la quittait pas des yeux. Elle était si mignonne, si sérieuse !

– Qui est-ce ?

– Tu ne la connais pas ? Clémencia Samayoa !

Jadis, dans certains cercles sociaux, tout le monde se connaissait. Tante Uca, sa petite sœur, avoue qu'avec leur nom de famille, elles étaient vite repérées. « Tiens, unetelle, la fille d'untel et la cousine de tel autre ». Rafael se contenta alors de lui dire que Clémencia était une jeune institutrice, que sa sœur s'appelait Uca et que… Attendez, je préfère vous transmettre ce que ma tante Uca écrivit alors sur cette rencontre.

–Quelle jolie fille ! – lâcha Ernesto en la voyant. C'était bien vrai. Clémencia était très jolie, toute menue, plus petite que moi qui avais quatre ans de moins qu'elle. Elle avait de jolis yeux, un regard profond et serein.

– Tu as vu, Rafael, de toutes les filles qui sont passées, c'est la seule qui ne cherchait pas à se faire remarquer. J'aimerais que tu me la présentes.

– Très volontiers, dit Rafael. Mais je ne vais pas lui demander de venir ici, faire ta connaissance. Nous aurons une autre occasion. Mais qu'est-ce qui t'a pris, pourquoi tiens-tu si fort à la connaître ?

– Mon cher Rafael, j'ai le pressentiment que c'est cette fille que je vais épouser.

Fin décembre, on fêtait la Saint-Sylvestre au Club Allemand, avec un grand bal de gala.

– C'est bon. Si tu y tiens, je te la présenterai, lui dit Rafael, très étonné. Au bal du Club, si elle est là, ce qui est fort probable.

Dans la 11e rue, sur la 5e Avenue de la zone 1, ce Club était connu pour ses concerts musique de chambre.

Tante Uca nous raconte cette première rencontre :

« – La voilà ! Je te l'avais bien dit. Elle est là, dit Rafael.

Des danses d'un autre âge. Une musique langoureuse et agréable, sans sursauts, sans cris, comme de nos jours. Tout dans les règles de la bienséance, doucement, sans se presser. Il y avait encore des us et coutumes à l'européenne, hérités des Espagnols. Autrement dit le protocole demandait que les couples de danseurs changent de partenaire à chaque danse.

Au bout d'une danse, Rafael s'approcha de nous et dit :

– Clémencia, je te présente mon ami Ernesto qui vient de rentrer de France où il était médecin à la Sorbonne.

Je le revois encore. Grand, beau garçon, élancé, élégant. Un col empesé d'une blancheur immaculée qui faisait ressortir sa cravate sombre et un sourire charmant. Un savoir-faire particulier.

– M'accordez-vous cette danse ? demanda Ernesto.

Clémencia accepta, tout simplement mais un peu distante, comme d'habitude.

Moi – continue Uca – qui venais d'avoir seize ans, je suivais attentivement la scène.

Ils ont commencé à danser. Quel contraste. Une jeune fille de vingt ans, presque adolescente, et un trentenaire dans sa maturité.

Une petite institutrice timide de Quetzaltenango et un médecin prometteur, Médaille d'Argent des Hôpitaux de Paris, Chevalier de la Légion d'honneur, qui plus est ! Elle ne connaissait pratiquement personne et lui, avait de l'entregent, un vrai gentleman dans sa façon de se tenir, de parler, de sourire.

À la fin, Ernesto lui demanda de lui accorder la prochaine danse. Ainsi ils dansèrent, une danse alternée après l'autre. Entre deux danses, Ernesto reprenait :

– Je vous attends ici. Veuillez bien m'accorder la danse suivante.

Et il l'attendait sans bouger, comme un étudiant. Un étudiant de jadis, bien entendu. Ce soir-là, ils parlèrent de choses et d'autres. Elle, du Lycée Minerva où elle avait fait ses études et lui, de la Sorbonne et des grandes villes qu'il avait connues.

Elle fut éblouie, ça se comprend. Ils avaient onze ans de différence, lui, né en 1899 et elle, presque une gamine, en 1910.

Deux mineures, Uca et elle, sommées de rentrer à minuit chez elles. Il lui redemanda une danse. Clémencia regarda sa montre et refusa catégoriquement :

– Je vous dis au revoir. Bonne nuit.

– Je vous en prie, Clémencia, ne partez pas encore, attendez.

– Je regrette, mais nous sommes attendues chez nous avant minuit.

– D'accord. Alors, où pourrais-je vous revoir encore ?

Cet échange était tout à fait romantique. Elle ne tenait qu'à le revoir, mais elle devait faire semblant de le dédaigner, de s'en désintéresser.

Un roman des années trente. Une génération éduquée de la sorte. Drôle de temps au Guatemala. Des gens d'une autre époque. Ils l'étaient, puisque leur monde n'avait rien à voir avec le nôtre.

Elle n'arrivait pas à le renvoyer parce qu'elle en était émerveillée – je pense que ce soir-là ils sont tombés amoureux l'un l'autre – mais elle ne pouvait pas non plus lui ouvrir son cœur. Le jeu consistait à se faire prier, à se faire attendre. Aussi, elle lui répondit :

– Le hasard fera que nous nous rencontrions. Nous nous sommes rencontrés par hasard, et c'est par hasard que nous nous reverrons.

Et voici la suite que je tiens de ma mère Clémencia elle-même, votre grand-mère.

« Au bout de trois jours, à la sortie de mon école, à 16h, Ernesto m'attendait au coin de la rue, comme un lycéen de quinze ans. Il m'accompagna chez nous. Sur le pas de la porte, il me demanda :

– Puis-je venir vous chercher demain ?

– Heu…, d'accord – répondis-je, un peu gênée.

Et il me raccompagna un jour après l'autre, jusqu'à la porte, sans y entrer, bien entendu. Un jour, il se trouva avec papa dans la rue. « Docteur Cofiño ! Quel bon vent vous amène ? » Et papa l'invita à rentrer. Clémencia n'en revenait pas.

Ils ont appelé maman, mais moi, qui n'avais que seize ans, je n'avais rien à voir dans cette affaire. À partir de ce jour-là, Ernesto vint souvent la chercher pour l'inviter à une promenade dans la belle Hewlett-Packard que lui avait offerte un de ses frères. Ce modèle de voiture n'existe plus aujourd'hui.

Pour ma sœur, ce fut son premier amour. Pour Ernesto, j'en doute ».

*

À quoi Uca faisait-elle allusion en s'exprimant ainsi ? Je n'en sais rien. Je n'en ai jamais parlé avec mon père. En revanche, un jour, lorsque votre maman et moi étions fiancés, il me dit qu'en fait les fiançailles étaient la plus belle période pour une femme.

Ils étaient fort différents tous les deux avec également des points communs. Ils étaient modernes, dans ce contexte-là. Audacieux, entrepreneurs, sans préjugés, tolérants, cultivés. Ma mère, votre grand-mère, avait été une excellente élève du Lycée Minerva de Quetzaltenango que fréquentaient les filles des « meilleures familles » de Guaté.

Je vous ai déjà dit, qu'à l'époque, il était peu fréquent qu'une jeune fille fasse des études. On pensait qu'il suffisait qu'elles apprennent à s'occuper de leur foyer, à jouer du piano. « Mais Clémencia n'était pas comme ça – dit Uca, sa petite sœur. Elle aimait apprendre, se dépasser, être utile. Elle fut l'une des rares filles de sa promotion scolaire, sinon la seule, à devenir institutrice ».

Grand-père était pressé de se marier. « Impatient, il voulait l'épouser au bout de deux mois », ajoute Uca.

Impatient, d'accord, mais pas imprudent. Il aimait chaque chose en son temps. Moi, j'ai toujours été étonné de voir qu'à quatre-vingts ans, il se servait encore d'une machine à écrire, une Remington Portable, celle-là même sur laquelle il avait tapé sa thèse cinquante ans plus tôt. Elle était en parfait état. À la fin de son travail, il la rangeait dans son étui, calmement, très soigneusement. Et ça, il le faisait pour tout.

Je pense donc qu'il tenait à l'épouser au plus vite, non pas par impatience, mais parce qu'il était convaincu qu'il avait trouvé la femme de sa vie. Une très belle jeune fille dans sa pureté, bien élevée, douce, intelligente.

Or il lui fallut attendre puisque le 11 novembre 1932 ; sa mère, Clotilde, votre arrière-grand-mère, mourut à 66 ans, après une longue maladie.

Ma grand-mère, en toute humilité, avait souhaité qu'on la dépose à même le sol au moment de sa mort. Elle ne voulait aucune ostentation funéraire. Et Clémencia, ma mère, arrivée pour les funérailles, et qui ne connaissant pas le vœu de sa future belle-mère, n'apprécia pas du tout que son fiancé l'ait permis. Elle le lui reprocha : c'était un manque d'amour !

Elle fut enterrée au Cimetière Général. Quand je vais prier sur sa tombe, je lui demande d'intercéder pour nous. Clotilde, votre arrière-grand-mère a été, avec sa foi, et sa force d'âme, la base chrétienne de grand-père et de toute notre famille.

*

Reprenons notre histoire. Nous avons quitté vos grands-parents sur le point de se marier. La tradition voulait que le futur marié installe leur maison, avec l'aide de ses frères et sœurs. Ils en étaient là, lorsque ma mère Clémencia attrapa une paratyphoïde, maladie mortelle à cette époque.

Pauvre Ernesto. « D'abord ma mère et maintenant ma fiancée », se dit-il. Il se donna tous les moyens à sa portée, consulta les meilleurs spécialistes. Et pria.

Cette souffrance et ce désarroi purifièrent son âme. L'amour du Christ s'empara de son cœur, tout près de la Croix.

Clémencia guérit et après une longue convalescence, ils se marièrent le 21 mai 1933, dans la chapelle de l'Hospice National, « sous une chaleur accablante, dit Uca. Elle était très belle dans sa robe légère, et, à ses côtés, Ernesto avait fière allure ».

« Tout jeunes mariés, ils se sont installés dans la 13e Rue et 2e Avenue de la zone 1. Une maison lumineuse, à deux étages, avec une cour intérieure débordante de jasmins, de géraniums et d'azalées » raconte toujours tante Uca.

Mes enfants, voyez-vous, nous avons maintenant chez nous plusieurs meubles qui leur appartenaient. Ce secrétaire sur lequel je vous écris, les fauteuils de notre salle de séjour, la bibliothèque, le petit salon Louis XV de l'entrée. Toute la salle à manger, l'horloge à balancier, cadeau de mariage de votre arrière-grand-père José Luis, tout cela était chez eux, tout près de la Faculté de Médecine.

Mon père, votre grand-père, y installa sa clinique privée. Ma cousine Mercedes se souvient des murs de sa consultation avec des photos des enfants dont il s'occupait et que les parents lui offraient.

Ce fut un couple très heureux, et dès le départ ils se sont entendus à merveille.

« Ernesto avait un bon caractère – assure Uca. Avenant, joyeux, entrepreneur. Bon garçon, élevé à l'ancienne. Autrement dit, il faisait chez lui la pluie et le beau temps. On se pliait à tout ce qu'il demandait. Il avait toujours le dernier mot. »

Ceci dit, il n'y eut jamais de problème entre eux parce qu'il était vraiment amoureux d'elle et qu'il fit tout son possible pour qu'elle se trouve toujours à l'aise, très entourée et gâtée par le sort.

C'est assez surprenant. Parfois, les caractères opposés s'affrontent. D'autres fois, ils se complètent. Elle réussit à adoucir ses aspérités, corrigea petit à petit ses défauts. Il était dominateur, habitué à commander sans aucune opposition : elle le polit doucement, avec un petit mot gentil, ou un simple regard.

Ernesto devint quelqu'un d'autre. Et Clémencia également : elle devint femme en vivant à ses côtés. Au début, il la traitait un peu comme sa fille, avec un sentiment paternel et protecteur ; il s'efforça de l'entourer, de protéger son innocence, lui qui s'était forgé tout seul, durant dix ans en Europe et qui avait appris à vivre sobrement et décemment, mais libre comme un oiseau !

Au début de leur mariage, il aimait sortir, danser, participer aux bals, aux réunions, prendre un verre, sans plus. Mais jamais sans Clémencia.

Ils ont bien changé tous les deux. Ils se sont faits l'un à l'autre. Un vrai couple qui apprit à céder, à aimer l'autre tel qu'il était et non pas comme ils auraient souhaité qu'il fût, en s'encourageant mutuellement à faire le bien.

Ils avaient beaucoup de bonnes choses à partager. Clémencia était pleine de vertus. Un grand cœur généreux. Elle savait pardonner, oublier, et cela est très important dans un couple. Elle sut le soutenir en tout. Que serait-il devenu si au lieu d'épouser une femme qui changea de métier pour avoir un diplôme d'assistante sociale, il était tombé sur une partenaire frivole, une chichiteuse, ou bien sur quelqu'un de… ?

Le Petit Prince avouait que dans un couple on n'avait pas à se regarder les yeux dans les yeux, mais à regarder tous les deux dans la même direction. Clémencia ne fit que ça. Elle apprit à regarder ce qu'il regardait et l'aima en aimant ce qu'il aimait.

Par ailleurs le caractère dominant d'Ernesto avait une double face : son grand esprit de dépassement de soi. Clémencia s'en imprégna. Elle perçut au début qu'Ernesto n'était pas à l'aise lorsqu'il prenait la parole en public. Elle l'aida dans ce sens, et, au fil du temps, il devint un excellent orateur dont on aimait écouter les discours.

Il maîtrisait le français et son amour de la France était toujours là. Mais ayant besoin de l'anglais, il s'y mit et l'apprit alors qu'il n'avait pas un instant de libre. Après le repas de midi et la fatigue d'une matinée de travail à l'Hôpital, son professeur d'anglais venait chez lui. Je l'ai vu de mes yeux. En rabâchant des phrases, un jour après l'autre jusqu'à tomber de sommeil, il finit par maîtriser la langue de Shakespeare.

Elle suivait ses traces. Mariée, avec des enfants, elle entreprit de nouvelles études, elle se spécialisa et l'accompagna dans ses déplacements professionnels. Tout par amour, se tenant à ses côtés, pour mieux le secourir.

Jeune marié, il était un peu jaloux, c'est normal. Mais, par la suite, il permit que Clémencia voyage seule, avec une amie. Il lui faisait totalement confiance. Il n'y eut jamais de mésentente dans ce sens.

Elle tâcha d'aider toute personne dans le besoin. Lui était soucieux de laisser un peu d'argent aux siens. Il pensait qu'il mourrait avant elle et cherchait à épargner. De ce fait, au début, il ne fut pas trop porté sur l'aumône. Or, elle le fit changer, il le fit pour elle. »

*

Il y eut les naissances de vos oncles et tantes. Mon frère Ernesto, le 28 mai 1934, ma sœur Clémen, en décembre 37, ma sœur Sofia, en 43 et oncle Robert, le 21 septembre 1947. Ma tante Uca raconte que grand-père nous a tous élevés pareil, avec beaucoup d'exigence, trop autoritaire, à son insu. Il ne voyait pas que les temps avaient changé. Ce n'était pas un manque d'amour, mais une idée déplacée de l'éducation.

« Je pense que là-dessus, il fit fausse route – dit Uca. Sans doute pensait-il que ses enfants allaient le suivre, tout comme le suivait sa femme. Il croyait peut-être qu'il lui suffisait de se tuer au travail pour qu'ils aient de bonnes écoles, un avenir assuré, sans réaliser que, au-delà de que ce qu'il leur apportait, ils avaient besoin d'être avec lui. Grosse erreur d'antan et de nos jours : se décharger sur sa femme de l'éducation des enfants. Or, les enfants ont besoin de retrouver leur père, de lui confier leurs soucis. Surtout à l'adolescence, il faut arriver à temps… Or il n'y est pas parvenu ».

Je comprends ma tante Uca. Nous, les parents, pensons que nous n'en faisons jamais trop pour nos enfants. Et les problèmes arrivent. Alors on regrette. C'est de ma faute, je ne suis pas arrivé à temps. Souvent nous oublions que nos enfants sont aussi des enfants de l'époque, de leur école, de leurs amis, de leur caractère (ou de leur mauvais caractère), des vertus et des défauts des parents.

Je n'étais pas encore né. Je ne peux vous dire que ce que mes frères et sœurs m'ont rapporté. Ils l'ont toujours vu occupé, mais vigilant et toujours aux petits soins avec eux. Oncle Robert assure « que le temps qu'il passait avec eux était largement suffisant, puisqu'il leur était toujours présent ».

Tante Clémen se souvient des fameux week-ends à San Juan, où il leur apprit à jouer au croquet, à monter à cheval. « Souvent nous allions le rejoindre dans son lit et il jouait avec nous. Il nous traitait de petites « vrillettes dans du bois vermoulu ».

Et voilà. Grand-père, marié et père de famille nombreuse.

Je vous dis à bientôt, à ma prochaine lettre. J'ai pris trop de temps ici. Arrêtons-nous donc, au début des années trente.

Je vous embrasse tendrement !

Papa

Quatrième lettre. 1933-1946

Novembre 1999

Jorge, Paola et Diego, mes chéris !

Nous nous étions arrêtés au tout début des années 30, sous le président Ubico, autoritaire et très controversé et qui s'investit dans les travaux publics. D'après notre historien Jorge Lujan « il ne pensa jamais à bâtir des hôpitaux, des écoles, etc. mais à construire le Palais de la Police Nationale, celui de la Poste, la Douane Centrale, l'aéroport La Aurora et surtout le Palais National, son projet le plus ambitieux et spectaculaire, inauguré en novembre 1943 ».

Le Président supervisait personnellement tous ces chantiers. Il disposait d'une abondante main d'œuvre, quasiment gratuite, puisque la plupart des ouvriers étaient des pauvres gens, arrêtés en état d'ivresse lors des descentes que la police faisait le week-end dans les cantines et dont le prix de l'amende était réglé en journées de travail.

Une gouvernance eut des ombres et des lumières. Son décret n°1995 qui délivra les indigènes de leur vie d'esclaves est bien connu. À partir de là, les grands propriétaires terriens embauchèrent leurs ouvriers – dits « mozos colonos / employés colons » – en leur accordant une parcelle de terrain pour leur subsistance et, après les récoltes, une rétribution monétaire. Avant ce décret, les indigènes étaient pratiquement esclaves de leurs patrons qui leur imposaient le « péonage pour dette » autrement dit un travail effectué gratuitement pour leur permettre de rembourser une somme d'argent préalablement empruntée.

Avec cette mesure, toutes leurs dettes furent définitivement abolies. On comprend pourquoi les indigènes acclamaient Ubico – Tata Presidente/Papa Président – quand il passait dans leur village pour superviser le tracé des chemins, régler leurs litiges et d'autres affaires, louables au demeurant, mais qui n'étaient pas de son ressort.

Il se passa des syndicats et des organisations ouvrières. Il proclama « la ley de vialidad / (loi du droit de la route et de la circulation) », qui obligeait les hommes de 18 à 50 ans à payer deux quetzales annuels pour l'entretien et la construction des routes. Cette loi lui assura encore une fois une importante main d'œuvre puisque les indigènes, n'ayant pas les moyens de régler cette somme, l'échangeaient contre des journées de travail.

Votre grand-père, quant à lui, fit de grands pas dans sa vie spirituelle. Il se soucia de la formation chrétienne de mes frères. Vos oncles et tantes fréquentèrent des écoles dirigées par des religieux. Sa mère, Clotilde, et le bon exemple de sa femme Clémencia, ma mère, l'aidèrent beaucoup dans ce sens.

« Je n'étais pas une mauvaise personne – me disait-il longtemps après – mais mes rapports avec Dieu se limitaient à une pratique sociale allant de mariages en obsèques. »

Mes parents allaient le dimanche à la Messe de midi à la cathédrale. Votre grand-père avait, dans son sac, des friandises pour les nombreux enfants des familles qu'il y rencontrait. Tout le monde au Guatemala connaissait alors le docteur Cofiño.

En France, il avait connu le « poisson d'avril », une journée de farces et de plaisanteries. Au Guatemala, cette tradition existe aussi, le 28 décembre, en la fête des Saints Innocents. On attrape quelqu'un que l'on prend au dépourvu, autrement dit on prend un innocent dans un piège drôle. Une *inocentada*.

J'ai appris qu'un 28 décembre, Léonardo, le mari de tante Uca, lui joua un drôle de tour. Ce matin-là, oncle Léonardo qui avait vu son beau-frère Ernesto faire la quête à la messe, lui passa un coup de fil à midi, en changeant sa voix.

– Docteur Cofiño ? Je vous appelle de la part de Mgr l'archevêque. J'ai le regret de vous dire, en confidence, qu'il vous somme de le retrouver au plus vite. Le décompte de votre quête dimanche n'est pas exact.

Grand-père, resté sans voix dans un premier temps, lui dit haut et fort :

– Comment ça ? Moi, je n'ai jamais rien gardé pour moi ! J'arrive immédiatement pour tirer cette affaire au clair !

Il entendit alors Léonardo s'esclaffer à l'autre bout du fil... « *Inocentada ! ! !* »

*

À cette époque il fit la connaissance de Piedad García – une femme exceptionnelle dont je vous parlerai plus tard – qui lui présenta le père Mariano Rossell, le jeune curé de la paroisse San Sébastian, qui joua par la suite un rôle décisif dans sa vie.

Le père Rossell, qui me fit faire ma Première Communion, avait cinq ans de plus que mon père. Né à Esquipulas en 1894, il fut ordonné prêtre en 1918. Grand, élancé, au regard pénétrant, très proche des âmes, il partit en exil au Mexique avec son archevêque, Mgr Munoz y Capuron, lorsque celui-ci fut expulsé du Guatemala en 1922.

Mgr Munoz le pria de rentrer au Guatemala au bout d'un certain temps. Ce fut très compliqué pour lui, car le gouvernement avait donné des ordres stricts pour lui interdire l'entrée dans le pays. Alors le père Rossell s'arma de courage et, à Mexico, il prit le train qui passait au Guatemala par Ayutlan. Malheureusement ce convoi dérailla dès qu'il traversa la frontière. Rossell retroussa ses manches pour porter secours à tous les blessés alors qu'on aurait pu l'identifier. Il réussit à s'échapper. Les autorités, ayant eu vent de ce retour, le cherchèrent partout et le trouvèrent à Esquipulas. Ils le traînèrent, à pied, jusqu'à la prison de Chiquimula. Il ne fut libéré que quelques années plus tard pour regagner Guaté où on lui confia plusieurs paroisses. Ce fut à cette période-là qu'il devint le protecteur de Mario Casariego, un petit orphelin cireur de chaussures qui fut notre cardinal longtemps après.

Le père Rossell et mon père se sont très bien entendus. Rossell devint son patient et l'un de ses meilleurs amis. Ce fut lui qui… Mais n'empiétons pas sur les événements.

Nous sommes désormais en 1934, année où grand-père fut nommé Médecin Directeur de la Société protectrice de l'Enfant et de « l'Hospitalito ». Deux ans après, le 25 juin 1936, il obtint la chaire de Puériculture. Ce fut le premier professeur de Puériculture au Guatemala. Tout le monde considère qu'il est le Père de la Pédiatrie guatémaltèque.

*

Et le contexte mondial ? Au Mexique, entre 1934 et 1938, le Président Cardenas décréta l'expropriation pétrolière des compagnies étrangères installées chez lui. L'Espagne se déchirait dans une guerre civile. Le Reich allemand annexait des pays entiers. Les Japonais déclaraient la guerre à la Chine.

Une crise internationale qui eut des retombées chez nous. Le gouvernement surveillait de très près les professeurs, les avocats, les médecins, les intellectuels en général, considérés comme des « foyers de subversion », des « courroies de transmission des idées de l'extérieur ».

Grand-père qui avait subi le régime d'Estrada et qui s'était formé, à Paris, dans un contexte de liberté, se sentait mal à l'aise dans ce système politique répressif qui, en 1939, finit par militariser tous les établissements secondaires. Des réseaux d'espionnage très serrés contrôlèrent, encore une fois, les communications, le télégraphe et la correspondance des Guatémaltèques.

Le docteur Cofiño agit prudemment dans ces circonstances particulières, mais sans plier l'échine et, tout en rejetant les méthodes autoritaires, il se démena pour mettre en route les projets privés que le dictateur autorisait. Il ne se prononça pour aucun régime, pour aucun parti politique. Et ce, non pas par manque d'intérêt pour les questions sociales, bien au contraire. En effet, son attitude profondément sociale était dictée par une raison très valable. Il pensait qu'au cœur d'une société conflictuelle et radicalisée, un médecin doit toujours avoir les bras ouverts à tout le monde.

Le 10 janvier 1939, il obtint, par concours, le poste de Chef de Service de l'hôpital Saint-Jean-de-Dieu. Sa prise de fonctions fit bouger les choses. En effet, cet hôpital avait des chefs de service qui commençaient à 11h du matin et flânaient le reste de la journée. Mon père arrivait à 6h30 précises et forçait le personnel à se soumettre à un horaire établi. Un bouleversement inouï ! D'après l'un de ses collègues, ces mesures furent dramatiques pour certains.

Gustavo González, son assistant, écrit qu'il « demandait à tous d'être totalement attentifs à ce qu'ils faisaient, d'agir avec la responsabilité de quelqu'un qui prenait au sérieux la vie humaine de n'importe qui, d'une fillette moribonde des bas-quartiers, arrivée de San Juan Chamelco ou de San Luis las Carretas, ou d'un enfant de la capitale, avec un nom de famille archi-connu. Le docteur demandait à ses équipes de veiller sur l'administration des médicaments précis, avec les doses convenables et au moment prévu, ainsi que sur l'alimentation prescrite et sur le tracé de l'évolution permettant de suivre le cours de la maladie ».

*

Par ailleurs, son grand ami, Mariano Rossell fut ordonné évêque le 26 avril 1939. Grand-père en fut très heureux et continua toujours de l'aider dans ses projets.

J'ai peu de données pour les années 40 à 46, période où le monde entier sombra, pris dans un tourbillon dramatique. La seconde guerre mondiale, annoncée par beaucoup, frappait le monde de plein fouet. Grand-père était alors Médecin Directeur de la Société Protectrice de l'Enfant, un docteur reconnu dans la société guatémaltèque avec une influence croissante dans les milieux universitaires.

Il se proposa de résoudre des problèmes de santé liés à de profondes défaillances culturelles. La plupart des femmes indigènes étaient analphabètes. Les écoles pratiquaient des méthodes d'enseignement où tout était à apprendre par cœur. Il en souffrait, lui qui avait « tout appris en expérimentant ». (De nos jours, c'est l'inverse, nous appliquons des méthodes qui bannissent le par chœur alors que nous ne saurions nous passer de la mémorisation.) Fermons la parenthèse.

L'indice de mortalité, générale et infantile, était très élevé. Le vieux problème de la répartition de la terre était toujours d'actualité. La production nationale, essentiellement bananière et caféière, dépendait dans une large mesure des capitaux étrangers. La seconde guerre mondiale changea la donne chez nous. En effet, notre président ne partageait pas les idées du Reich, or celui-ci était l'un des principaux exportateurs de notre café, puisque le groupe industriel des producteurs allemands était l'un des plus puissants chez nous.

Cependant, Ubico se tourna vers les intérêts financiers et politiques des États-Unis. Ainsi rangé du côté des États-Unis, le gouvernement du Guatemala fut l'un des premiers à soutenir les USA après l'attaque japonaise de Pearl Harbor. Le 8 décembre 1941, il déclara la guerre au Japon et le 11 décembre, à l'Italie et à l'Allemagne.

Grand-père, un homme de paix, souffrait à l'idée que la vieille Europe connaissait encore une fois les désastres de la guerre. Hitler se promenait sur les Champs-Élysées et ses troupes occupaient Paris. Et dans ce chaos, Robert Debré, grand patriote, qu'était-il devenu ? Qu'en était-il de ses camarades de promotion à l'hôpital ?

*

L'année 1942 fut aussi à la joie et aux tristesses. Le 6 août une secousse toucha de plein fouet l'hôpital des enfants. Par ailleurs, un prêtre apostat se mit à dénigrer publiquement Mgr Rossell et la presse anticatholique en profita pour attaquer l'Église.

Cela dit, il n'y eut pas que des malheurs. Le 5 septembre, sous les bons auspices du Lions Clubs, mon père mit en route l'un des projets qui lui tenait le plus à cœur, la Colonie des Enfants de San Juan Sacatepéquez, dans laquelle il s'investit pendant quatorze ans.

En 1944, il vécut aux États-Unis pendant toute l'année scolaire, invité par le Département d'État à faire des cours sur les dernières avancées mondiales dans le domaine de la protection de l'enfance. Concernant ce long séjour, je n'ai d'autre renseignement que sa participation au Congrès International de Pédiatrie, à New-York et son séjour dans trois des universités les plus prestigieuses où il travailla aux côtés des meilleurs de sa spécialité : en tant qu'assistant étranger du professeur W. Davidson, à Duke University ; du professeur Irving Mc Querie, à Minneapolis University, et du professeur Helmholz, dans la prestigieuse Mayo Clinic College of Medicine and Science.

Il rentra chez nous en 1945. Le docteur de la Riva, jeune médecin interne à ce moment-là, avoue que lorsque quelques internes apprirent son retour, ils demandèrent à être changés de service parce qu'ils estimaient que « le docteur Cofiño était trop strict ». Et ils avaient raison. Votre grand-père ne tolérait ni le manque de ponctualité, ni la médiocrité, ni le laisser-aller, ni les choses faites n'importe comment. Loin d'être un perfectionniste, c'était quelqu'un qui tâchait de faire son travail de son mieux, très exigeant avec lui-même et en demandait tout autant à ses collaborateurs.

Fidèle disciple du professeur Debré, son maître, il était rigoureux dans l'étude de chaque histoire clinique. Il consultait les spécialistes concernés et examinait les enfants très attentivement. De la Riva, devenu son ami, le décrit comme un Médecin Directeur

« très sensible et toujours prêt à aider les autres. À ses côtés, l'on respirait la Science à la française ».

Allez donc savoir ce que de la Riva voulait dire par là. Mais, étant moi-même professeur universitaire, je vous assure qu'il ne fut certainement pas facile pour lui de faire ce qu'il fit, autrement dit de partir de zéro, dans son domaine et parvenir, en fin de compte, à changer les mentalités, à créer son école, à former ses disciples, à diriger plusieurs lignes de recherche, à être au courant des publications et des avancées à la pointe, à livrer à ses étudiants un enseignement actualisé et pratique. Il atteignit ses objectifs grâce à sa solide préparation scientifique, à son intelligence et à son assiduité au travail. Son empathie naturelle, son entregent et ses dons de manager y furent aussi pour beaucoup.

*

Alors que votre grand-père se trouvait aux USA, le 21 juin 1944, il y eut, ici, chez nous, une grande révolte des étudiants contre le gouvernement, au pouvoir depuis treize ans.

Le 22 juin, un groupe de citoyens fit parvenir au Président le célèbre *Mémorial des 311*, dans lequel ils sollicitaient « le rétablissement des garanties suspendues, afin que le peuple puisse, au plus vite, jouir de la plénitude de ses droits constitutionnels ». Dimanche 25 juin, deux autres manifestations furent brutalement étouffées par la cavalerie.

Il y eut des morts et des blessés. Cette situation poussa Ubico à abdiquer. Or, au lieu de le faire devant le Parlement, il remit le pouvoir à ses partisans qui formèrent le triumvirat Ponce, Villagrán et Piñeda.

Les exilés rentrèrent. On créa de nombreux partis politiques, les candidatures à la présidentielle étaient diverses et variées, Recinos, Arévalo, Ponce, etc.

Dans un climat électoral très agité, la date de l'élection d'un nouveau président fut fixée aux 17, 18 et 19 décembre. Le directeur du journal *El Imparcial* fut assassiné le 1er octobre et vingt jours plus tard, suite à des combats sanglants, un groupe de militaires et de civils s'empara du pouvoir.

Ensuite, une Junte Révolutionnaire s'empara du pouvoir, avec, à sa tête, Torriello, un membre civil, et Arana et Arbenz, deux militaires.

*

Par ailleurs, l'horizon professionnel de mon père était on ne peut pas plus vaste. Membre honoraire de la Northwest Pediatric Society ; Directeur de la Lutte Nationale contre la Tuberculose, en 1945-46. Délégué du Guatemala pendant dix ans, à l'Institut Interaméricain de l'Enfant. Membre fondateur et Premier Président de l'Association Pédiatrique du Guatemala et participant habituel dans de nombreux congrès internationaux, à San José, Tegucigalpa, Managua, Atlantic City, New-York, La Havane, Monterrey, Nancy, etc.

Chez nous, il réorganisa l'hôpital antituberculeux San Vicente, inauguré en avril 1943 avec un accueil de 50 malades et dont il tripla, par la suite, le nombre de lits. Son vieux camarade de lycée, Clément Maroquin, confirme que son ami Cofiño en fit un tout autre établissement :

« Jusque-là, l'hôpital San Vicente était uniquement réservé aux tuberculeux, nouveau nom des victimes de la fièvre blanche, anciennement appelés phtisiques. À l'époque, si j'en crois mes sources, il ne s'agissait pas d'un hôpital, mais d'un antre terrifiant, où les patients dépérissaient dans une sorte de cellule-cachot, alors qu'ils auraient eu besoin d'air, de nourriture et de repos plutôt que de médicaments. [...] Le docteur Cofiño, entrepreneur compétent et actif, changea cet hôpital de fond en comble.

Il tira ces malades de leur cellule, les nourrit et leur procura une vie plus agréable. Il installa des salles pour les enfants tuberculeux, il créa de nombreux nouveaux services. Quelques années plus tard, le journal *Nuestro Diario* se rendit à l'évidence : “Ce sanatorium était bel et bien son œuvre” ».

*

Vous n'aurez sans doute aucun mal à imaginer ce que votre grand-père ressentit lorsqu'il sut que les forces alliées avaient libéré Paris. Il l'apprit par la radio, par les journaux, puisqu'à l'époque, la télévision n'existait pas.

Alexandre Deutschmann qui avait alors quinze ans, se souvient du jour où grand-père, grand ami de sa famille, sonna chez eux avec un paquet-cadeau et le pria :

– Va vite chercher ton papa, je l'attends à la salle à manger.

Les parents d'Alexandre sont arrivés tout de suite. Ils étaient très attachés à la France. Madame y avait fait des études et monsieur jouissait d'une formation à la française. Avec eux, il avait aussi Herrera et Humberto Garabito.

Grand-père défit solennellement son paquet. Une bouteille d'un grand cru français, cadeau du père d'un petit patient dont il avait sauvé la vie. Il remplit les verres et, dans une joie immense, ils trinquèrent à la libération de Paris.

– Vive la France !

– Vive la France !

Cet amour de la France, de sa culture, ne le quitta jamais.

En 1946, il entama une étape déterminante de sa vie.

La suite à plus tard, dans ma prochaine lettre. D'accord ?

Je vous embrasse tendrement,

Papa

Cinquième lettre. 1946-1951

7 décembre 1999

Mes chers Jorge, Paola et Diego !

Je viens de lire le message du pape Jean-Paul II à l'occasion de la célébration de la journée mondiale de la paix et je n'hésite pas à vous en recopier quelques passages qui décrivent parfaitement le monde dans lequel votre grand-père a évolué.

« Au cours du siècle que nous laissons derrière nous, l'humanité a été durement éprouvée par une interminable et horrible suite de guerres, de conflits, de génocides, de "purifications ethniques", qui ont causé d'indicibles souffrances : des millions et des millions de victimes, des familles et des villes détruites, des marées de réfugiés, la misère, la faim, les maladies, le sous-développement, la perte de ressources immenses.

À la racine de tant de souffrances, il y a une logique d'oppression, nourrie par le désir de dominer et d'exploiter les autres, par des idéologies de puissance ou d'utopie totalitaire, par des nationalismes insensés ou de vieilles haines tribales. Il a parfois été nécessaire d'opposer une résistance armée à la violence brutale et systématique, qui allait jusqu'à vouloir l'extermination totale ou l'asservissement de peuples entiers et de régions entières. »

C'est une dramatique synthèse de la réalité de l'histoire du XXe siècle au bout duquel nous nous trouvons.

Au Guatemala, nous avons vécu sous l'emprise de la guerre pendant pratiquement un tiers de ce siècle. Des décennies de violences terrifiantes, avec des dizaines d'années de guérillas, de séquestrations, de fosses communes, de réfugiés, d'assassinats de milliers d'innocents.

Dans ce contexte-là, le message de grand-père, qui en souffrit énormément, fut toujours un souffle de paix et de concorde. Et il n'en resta pas là. Tandis que d'autres démolissaient, il consacra tous ses efforts à bâtir la paix et le progrès, au profit du développement humain, social et spirituel de son pays. Ayant bien compris, avec Paul VI, que le développement est « le nouveau nom de la paix », il mit en marche de nombreux projets au profit du peuple guatémaltèque, et tout spécialement pour les plus démunis.

« Le XXe siècle, dit toujours Jean-Paul II, nous laisse surtout en héritage un avertissement : les guerres sont souvent causes d'autres guerres, car elles nourrissent des haines profondes, elles créent des situations d'injustice et elles foulent au pied la dignité et les droits des personnes. D'une façon générale, elles ne résolvent aucunement les problèmes pour lesquels elles sont menées et donc, en plus de provoquer des dommages épouvantables, elles s'avèrent également inutiles. Avec la guerre, c'est l'humanité qui perd. Ce n'est que dans la paix et avec la paix que l'on peut garantir le respect de la dignité de la personne humaine et de ses droits inaliénables ».

*

Je reprends ici mon récit sur la vie de grand-père. À la fin de la seconde guerre mondiale, il apprit que son maître Robert Debré était toujours en vie après avoir fait partie des réseaux de la Résistance. Mais certains de ses anciens camarades, assassinés, torturés, déportés, n'avaient pas eu la même chance.

J'ai tenu à dater ma lettre en souvenir du 7 décembre 1946, jour où l'un de ses plus grands rêves devint réalité : l'Unité des Soins Parallèles San Juan Sacatepéquez, une colonie d'enfants tuberculeux. Je suis persuadé que la date de cette inauguration, la veille de la fête de l'Immaculée Conception, avait été fixée en l'honneur de la sainte Vierge Marie.

De nos jours, l'idée d'une colonie pour y dispenser des soins est déjà désuète. Or à l'époque ce fut un grand pas dans la lutte contre la tuberculose. Et ses efforts furent reconnus. La Société Protectrice de l'Enfant le décora de sa prestigieuse médaille, la *Insignia de Esmalte*, la croix en émail.

Cette colonie infantile répondait à un besoin urgent. Des milliers d'enfants, indigènes pour la plupart, grandissaient dans le cadre épouvantable de carences matérielles et sanitaires. Il n'y avait pas d'antibiotiques. « Atteints de cette maladie, cent pour cent des enfants en mouraient », assure le docteur de la Riva.

Au départ cette colonie n'avait qu'un seul service : une consultation d'urgence avec une hospitalisation, une maternité, un appareil de rayons X et un laboratoire. Grand-père modernisa petit à petit tout cela et parvint à faire de cet endroit reculé un lieu doté des dernières avancées de la médecine.

Voici le témoignage du docteur Hurtado : « L'Unité installée dans cette colonie est un motif de fierté, tant pour la médecine que pour San Juan Sacatepéquez, devenu le premier village au cœur de notre République où l'on pratique la vaccination rurale massive contre la tuberculose, grâce au BCG, « Vaccin de Calmette et Guérin ».

Ces enfants tuberculeux demeuraient dans cette Colonie durant leur convalescence dont grand-père surveillait attentivement l'évolution. Piedad Garcia, sa grande amie, y dirigeait une équipe de médecins et d'infirmières.

Je vous en ai déjà parlé. Piedad, qui par la suite présenta mon père à Mgr Rossell, fut le cœur et la vie de cette colonie à laquelle elle se voua corps et âme. Grand-père la décrit ainsi : « une grande dame. Un cœur qui prodiguait à chaque enfant la tendresse d'une maman. Elle était l'ange gardien de ces petits en apportant à chacun bien plus que des médicaments. Quel esprit généreux aux fêtes de

Noël, à la Semaine Sainte ! Nous étions tous touchés devant les tableaux vivants qu'elle arrivait à mettre en place avec une délicatesse hors pair. »

Le quotidien l'*Imparcial* l'exprima ainsi : « C'est grâce à son amour chaleureux que la précieuse institution de L'Unité de Soins Parallèles à San Juan est devenue l'exemple même de l'initiative privée sous contrat avec l'État que nous sommes fiers de présenter comme un modèle à toutes les villes de notre République ».

*

Je suis ému à la lecture d'un article de grand-père sur « la Maladie de la Faim », qui était la cause de la tuberculose chez la plupart de ces enfants. La faim était le problème numéro un en Amérique Centrale. Or ces enfants étaient doublement affamés de pain et de tendresse.

Il ne négligea aucun moyen pour que ces tout-petits jouissent d'un climat accueillant, d'une nourriture saine et du soin bienveillant de leurs infirmières. L'amour, disait-il, est indispensable pour un enfant malade. Cet amour, il le prodiguait à pleines mains. J'ai en tête un fait très parlant. Pendant la période de Noël, il organisait la fête des Rois Mages[1]. Il s'habillait en Père Noël et leur distribuait des cadeaux. Il était bien plus qu'un médecin, ou, pour mieux dire, un médecin au sens le plus profond du terme.

Des enfants squelettiques, – dit le docteur de la Riva – arrivaient à San Juan, sous-alimentés, leur corps rongé par la maladie. Il se donnait tous les moyens à sa portée et quand il n'était pas possible de faire plus, il les envoyait en ville, à l'Hôpital Général, en précisant à sœur Mathilde, la religieuse qui le secondait, qu'il s'agissait de ses « petits poussins ». Autrement dit qu'il fallait les bichonner puisqu'ils étaient sur le point de mourir.

---

1 Dans les pays de culture espagnole, les Rois Mages apportent les cadeaux aux enfants. Les Rois Mages arrivent le jour de l'Épiphanie, toujours le 6 janvier. (NdE)

Grand-père se mettait en quatre pour leur sauver la vie. Et s'il n'y réussissait pas, il convoquait son équipe dans la salle des autopsies pour vérifier si leurs examens avaient été les bons.

Sa famille, son enseignement, ses hôpitaux… Comment – me demanderez-vous – arrivait-il à tout faire ?

Je me dis qu'il y parvenait tout d'abord parce qu'il profitait très bien de son temps, puis parce qu'il consacrait tout à cette tâche, y compris son temps de repos.

En effet, tous les samedis, après une dure semaine de travail à l'hôpital, à l'Université, accompagné de sa femme, votre grand-mère, et de leurs enfants – vos oncles et tantes – il partait à Santa Clotilde, leur propriété à San Juan, tout près de cette colonie Unité de soins. Dimanche, il était debout, de bon matin. Il assistait à la messe à la paroisse puis il rendait visite aux enfants de la colonie. L'après-midi, après leur détente en famille à Santa Clotilde, ils rentraient tous, à Guaté.

Et ce, tous les week-ends que Dieu fit. On me comprend maintenant quand j'assure que j'ai souvent entendu dire que tous les indigènes de la zone connaissaient très bien le docteur Cofiño.

Il conciliait le soin de sa famille avec le soin de ces petits. Vos oncles et tantes m'ont confié que leur séjour là-bas était très amusant. Tante Sofia, toute petite à l'époque, se souvient des cornets que leur achetait grand-père qui proposait une récompense à celui qui mettrait le plus de temps à lécher sa glace.

Je vous disais que mon père était très exigeant avec ses assistants. On le comprend. C'est dur de voir que des enfants meurent, jour après jour, et que, la médecine n'étant pas aussi avancée que maintenant, l'on n'y peut rien médicalement parlant.

Il cherchait donc à travailler le plus parfaitement possible et parfois, en constatant une erreur ou une négligence grave, il lui arrivait parfois de réprimander fermement ses collaborateurs.

Fort heureusement sa femme, votre grand-mère Clémencia, apaisait ces mauvais élans, – « autrement dit mes violences », avouait humblement grand-père par la suite. Après ces coups de tonnerre, elle invitait son équipe à déjeuner à Santa Clotilde.

C'est ainsi qu'avec le savoir-faire doux et compréhensif de sa femme, les assistants ne se sont jamais séparés de son mari. Elle savait se tenir près de lui, l'aider discrètement et prudemment, souvent à son insu.

Grand-père fit un magnifique travail médical et scientifique dans cette Unité de Soins et dans cette colonie d'enfants ! En 1955, quand il la quitta, il y avait dans ses archives 6 000 radios, plus de 1 000 observations cliniques, classifiées et minutieusement annotées, avec son écriture aux traits fermes et sûrs, aux caractères pratiquement indéchiffrables, comme c'est souvent le cas chez les médecins.

*

Pourquoi fut-il sommé de quitter cette colonie ? Je ne tiens pas à trop m'attarder sur cette histoire douloureuse. Certaines personnes membres de l'équipe dirigeante du Lions Clubs, dont dépendait la colonie, l'accusèrent de détournement de fonds parce qu'il y était rémunéré, alors qu'il ne percevait qu'une somme qui ne couvrait même pas les réparations de sa voiture, malmenée et cabossée sur des routes en piètre état.

Un détournement de fonds ! Ils auraient voulu qu'il ne travaille qu'en bénévole. C'était sans doute le cas des directeurs de ce club qui ne faisaient qu'assister, une fois par mois, pendant une heure, à leur Assemblée Générale. Mais pas celui de mon père qui consacrait tous ses week-ends à cette tâche professionnelle.

De fait, il avait commencé à travailler en mai 1942 et il ne toucha son premier maigre salaire que huit ans après, en décembre 1950.

Ce disant voici son avis là-dessus :

« Gérer la Colonie des Enfants médicalement parlant demande non seulement beaucoup de temps, mais aussi beaucoup d'expérience et un dévouement permanent.

Il n'est pas équitable de comparer deux fonctions de direction différentes, celle du Lions Clubs et celle de la colonie. Cette dernière est technique. Les services que l'on y rend ne sont pas ceux d'un membre du Lions à son Club puisqu'ils sont ceux d'un professionnel, à caractère technique.

Il n'est pas juste de permettre que quelqu'un s'y soit investi, pendant plus de dix ans, qui y ait consacré ses journées de repos à veiller sur cette Colonie pendant bien des heures, durant la semaine, à s'occuper du dispensaire, à former le personnel médical, à résoudre les nombreuses affaires qui arrivaient à tout instant, n'ait perçu la moindre rémunération. »

Bien plus tard, en 1976, la Direction du Lions Clubs révisa ce dossier, considéra ce triste épisode et finit par regretter cette décision qui avait profondément affecté certains collaborateurs de grand-père. En effet, Piedad Garcia fut victime d'un AVC qui l'immobilisa pendant 14 ans. Ses assistants quittèrent aussi la colonie. Le Lions Clubs en rappela certains en leur proposant de revenir avec un traitement attractif : aucun ne voulut s'y engager de nouveau.

En s'adressant à mon père, Jaime Briz Sandoval, Président du Lions Clubs, déclara plus tard : « Notre Direction actuelle, consciente des intentions qui vous poussèrent alors à démissionner, regrette profondément cet incident malencontreux. Malheureusement, la justice et l'injustice peuvent sévir à toute époque. Nous sommes sûrs que personne parmi nous aujourd'hui n'aurait poussé à une telle issue. »

Je ne connaissais pas le fond de cette affaire. Grand-père n'en parla jamais puisque qu'il savait pardonner et oublier. Or, aujourd'hui, je me suis bien renseigné ; je ne vous citerai personne pour que vous n'alimentiez aucune rancœur : il nous faut toujours tout pardonner et pardonner à tout le monde, de tout cœur. Que Dieu nous aide à suivre toujours l'exemple de grand-père, qui invita quelques années plus tard, à Ciudad Vieja, celui qui avait été à l'origine de son expulsion, pour lui montrer qu'il l'appréciait et qu'il lui avait pardonné.

Les souffrances de ces enfants tuberculeux, ainsi que ces méprises et ces injustices, purifièrent petit à petit son cœur. Sur le visage de ces enfants, transpercés de douleur, il découvrit le visage souffrant du Christ en Croix. Et l'autosuffisance de sa jeunesse fut réduite en cendres par la flamme de feu de sa charité. Il devint plus humble et plus patient, plus compréhensif et généreux. Il perçut petit à petit, dans un élan impétueux, le besoin d'aimer Dieu de toute son âme. Tante Uca nous permet de le découvrir. Alors qu'elle travaillait avec lui, dans sa consultation de 1948 à 1952, elle nous raconte qu'un jour, une femme, avec un bébé agonisant dans ses bras, s'est présentée.

– Dépêchons-nous ! – dit grand-père. Il faut, au plus vite, une transfusion sanguine !

Or, au Guatemala, la première transfusion de ce genre ne datait que de quelques années auparavant, du 4 janvier 1942. Ce soin était hors de prix.

– Ils n'ont pas un sou – lui dit tante Uca –, ni pour une transfusion ni pour quoi que ce soit !

– Qu'importe. Ce qu'il faut se demander c'est d'où on va prendre ce sang, lui répondit grand-père.

– Je suis donneur universel, du groupe O, dit notre tante.

Et sur-le-champ, ils sont partis au laboratoire. Grand-père cherchait ses veines, la piquait, n'y arrivait pas. La vie de l'enfant ne tenait qu'à un fil. Finalement, ils ont trouvé quelqu'un d'autre avec le groupe du petit. Celui-ci fut transfusé et repartit sain et sauf sans que ses parents n'aient rien eu à débourser.

*

En 1949, il voyagea en Europe avec maman qui voulait connaître la France. Pas étonnant, n'est-ce pas ? Ils avaient tant parlé de Paris. Ce fut leur seul voyage en Europe alors qu'à leur niveau ils auraient pu en faire bien d'autres.

Cela dit, ce ne fut pas un voyage touristique. Ils assistèrent au Cours de Pédiatrie Sociale organisé à Paris, au Centre International de Protection de l'Enfance. Grand-père représentait le Comité du Guatemala dont il était président et grand-mère qui préparait sa thèse d'assistante sociale, était vivement motivée par le sujet. Le docteur Vassaux était aussi avec eux.

Ce cours s'étala sur six mois. Ils visitèrent de nombreux centres d'assistance sociale en France et aux Pays-Bas. Ils rencontrèrent des spécialistes du monde entier, des Bulgares, des Chinois, des Grecs, des Finlandais, des Polonais, etc.

Vous vous souvenez de ces petits films 8 mm que nous projetons de temps en temps à la maison avec cet appareil préhistorique qui marche toujours ? Grand-père les tourna pendant ce voyage. On voit bien que la vedette est toujours grand-mère.

Mon père la filma très souvent, en France, en Belgique, à Solola, près du lac Atitlan, avec le volcan au fond. Puis en promenade dans une roseraie, ou bien au balcon, à Santa Clotilde. Il aimait les premiers plans de son visage, de ses yeux. Ces films montrent bien qu'il était amoureux d'elle.

Ce fut un voyage hautement important pour le Guatemala puisque vos grands-parents importèrent, de l'Institut Pasteur à Paris, le vaccin contre la tuberculose, dit BCG, grâce auquel des milliers de vies ont été sauvées.

*

Pendant ce temps, notre pays n'arrivait pas à résoudre des problèmes préoccupants. En 1950, le taux d'analphabètes de 70% était parmi les plus élevés d'Amérique Centrale et du Sud. La santé avait des défis incroyables à relever. Il n'y avait pas encore de Ministère de Santé, à proprement parler et le petit nombre d'infirmières existant travaillait sans aucun moyen, avec des salaires très faibles et dans une structure intégrée à l'armée.

Cette donnée montre bien la politisation de certains secteurs de la vie du Guatemala. Grand-père évoluait toujours dans les limites réduites de l'indépendance accordée par le Régime. Voici ce qu'en dit l'historien Gustavo Gonzalez :

« Celui qui n'appartenait à aucun syndicat ou à un parti officiellement reconnu, passait pour être un citoyen de deuxième classe. S'il occupait un poste public, il savait qu'il pouvait en être délogé du jour au lendemain, grâce au signalement facile et anonyme déclenchant un "ordre d'en haut".

Ernesto refusait de s'affilier à un parti politique ou à un syndicat. Cela ne ressemblait pas à sa façon de faire ou d'agir. C'était un scientifique, un chercheur. Il ne cherchait qu'à faire le bien sans faire de différence entre ses malades, enfants de droite ou de gauche, communistes ou anticommunistes.

En toute connaissance de cause, face à ce savoir-faire de leur Directeur et cherchant à lui éviter le pire, les malades du San Vicente Sanatorium antituberculeux, publièrent le 7 février 1949, dans le Journal Officiel, une lettre reconnaissant et louant le travail du Docteur Ernesto Cofiño au Sanatorium et l'essor de la Colonie des Enfants San Juan Sacatepéquez.

Quelques jours plus tard, le 26 février, le conflit entre ouvriers et patronat déclencha la restriction des libertés et des garanties dans les départements d'Izabal et d'Escuintla. Le Congrès de la République fut alors aux prises avec une guerre politique. Fin mars, le gouvernement fut la proie d'un nouveau complot. Avril et mai des manifestations anti-gouvernementales flambèrent, dispersées par la bastonnade et les bombes lacrymogènes ».

La situation sociale se délita et le 18 juin 1949, le colonel Arana, l'homme fort du gouvernement d'Arevalo, Chef des Forces Armées, fut assassiné en rentrant du lac Amatitlan. Une nouvelle période révolutionnaire se déclencha et, le 25 juin, toutes les libertés constitutionnelles furent suspendues. Entre autres, il y eut une émeute de protestation contre l'assassinat d'Arana. La police dispersa les manifestants avec des tirs de balles réelles à bout portant.

De nombreux citoyens dont Alejandro Deutschmann, qui n'avait alors que vingt ans, furent blessés. Grand-père l'apprit quand il était encore à l'étranger. Il rentra le plus rapidement possible pour aller directement de l'aéroport au chevet d'Alejandro.

– Tu es au plus mal – lui dit-il. Mais tu vas t'en sortir. Courage. Tu dois vivre !

Il le quitta pour aller vite rassurer ses parents.

Alejandro n'a jamais oublié son regard confiant et énergique, ni les mots qui le remplirent d'une sérénité profonde : « Tu dois vivre ! »

*

Le mois d'octobre 1949 fut le théâtre de tempêtes et de pluies torrentielles. La Colonie des Enfants en pâtit, mais, Dieu merci, sans aucune victime, comme ce fut le cas dans d'autres départements.

Tempête déchaînée aussi en politique. Attaques à la liberté de presse, journalistes expulsés, grèves d'ouvriers et une grande crispation sociale dont je vous parlerai dans mon prochain courrier.

Vous l'avez bien compris. La violence et encore la violence a battu la mesure du siècle qui s'achève maintenant. Le XXe siècle fut un siècle d'injustice et de pauvreté pour la plupart de nos concitoyens, touché par des répressions, des assassinats et des massacres. Et, en même temps, ce furent cent ans de conquêtes sociales et humaines, de réussites médicales fabuleuses et de profondes avancées spirituelles.

En achevant cette lettre, je reprends le message de Jean-Paul II qui m'a tant frappé. En les qualifiant « d'honneur de l'humanité », il parle des milliers de gens qui, tout le long de ce XXe siècle, ont été des témoins du Christ :

« Face au scénario de guerre du XXe siècle, l'honneur de l'humanité a été sauvé par ceux qui ont parlé et qui ont travaillé au nom de la paix.

Il faut ici rappeler les innombrables personnes qui ont contribué à l'affirmation des droits humains et à leur proclamation solennelle, à la défaite des totalitarismes, à la fin du colonialisme, au développement de la démocratie, à la création de grands organismes internationaux. Des exemples lumineux et prophétiques nous ont été fournis par ceux qui ont fondé leurs choix de vie sur la valeur de la non-violence. Par leur témoignage de cohérence et de fidélité, qui a souvent été jusqu'au martyre, ils ont écrit des pages splendides et riches d'enseignement.

Parmi ceux qui ont œuvré au nom de la paix, il ne faut pas oublier les hommes et les femmes dont l'engagement a rendu possibles de grands progrès dans tous les domaines de la science et de la technique, permettant de vaincre de terribles maladies, d'améliorer et de prolonger la vie ».

En lisant ce message, j'ai encore pensé à grand-père. Mon père a toujours travaillé au nom de la paix.

À très bientôt !

Papa

Sixième lettre. 1951-1953

Noël 1999

Jorge, Paola, Diego, mes chéris !

J'ai devant moi un long Mémorandum manuscrit que votre grand-père introduit ainsi :

« Le 12 juillet 1951, par un décret du gouvernement, je fus nommé Directeur du Centre d'Éducation et d'Assistance sociale et contraint d'assumer ce poste dans des conditions totalement anormales, issues d'un défoulement des passions et d'une agitation sociale, provoqués par des mesures adoptées qui, très éloignées des concepts d'assistance, technique ou sociale, avaient été prises sous la pression d'actes sectaires et d'ordre politique. »

Pour que vous y compreniez quelque chose je dois d'abord vous situer dans le cadre historique concret où tout cela eut lieu.

Vers la moitié de ce que nous appellerons désormais « le siècle dernier », après les élections du 10 au 12 novembre 1950, Jacobo Arbenz fut nommé président au cœur d'une situation sociale très agitée.

Grand-père connaissait depuis longtemps les Arbenz, Jacobo, sa femme Maria et leurs enfants. En dehors de toute politique, ils avaient été ses locataires et avaient vécu durant longtemps au deuxième étage de la première maison qu'il avait achetée, celle dont je vous ai déjà parlé, avec une cour intérieure, située en face de l'Université.

Arbenz est arrivé du pouvoir dans une période – dite de « Guerre froide » – hautement conflictuelle de l'histoire du Guatemala et du monde, divisé en deux blocs, dominés par les superpuissances de la Russie et des États-Unis.

Chaque bloc avait ses propres intérêts et un appareil de propagande super puissant. Pour vous, ce n'est plus qu'un thriller, un film dépassé. Or dans sa vie de tous les jours, le Guatemala sombra dans une radicalisation des attitudes qui permit d'étiqueter tout le monde.

Dans les conversations, tout était ou tout blanc ou tout noir, sans aucune nuance. On simplifiait tout, sans chercher plus loin. Par exemple, notre évêque n'étant pas communiste, devait nécessairement être membre de la CIA.

Quelqu'un qui dénonçait telle ou telle injustice où cherchait à changer quelque chose dans la société, était forcément communiste, et tout à l'avenant. Soit on était de la CIA, soit on était communiste. Pas d'autre issue.

Par ailleurs, à l'époque, les régimes communistes, installés dans quelques pays européens, asiatiques, africains et américains, se livraient à des campagnes contre l'Église. Le Guatemala n'y fit pas exception.

En Hongrie, en Pologne, en Tchécoslovaquie, en Lituanie, des milliers de prêtres et de laïcs furent exécutés, emprisonnés, déportés. Des centaines d'églises et d'écoles chrétiennes furent fermées et/ou vouées à d'autres fins. L'Europe de l'Est connut « l'Église du silence ».

Malheureusement, ce fléau toucha le Guatemala qui se remettait encore lentement de la politique anticatholique acharnée des gouvernements libéraux du XIXe siècle.

Votre grand-père, qui n'était pas un extrémiste, s'occupait toujours de tout type de personnes, sans faire de différence ni de couleur de peau, ni d'idéologie, sans être rattaché à une quelconque obédience, à aucun courant ou parti politique déterminé.

En juillet 1951, six mois après l'arrivée d'Arbenz au pouvoir, les autorités ont destitué le directeur du Centre Educatif d'Assistance (CEA), autrement dit de l'ancien Hospice National du Guatemala, établissement catholique, avec une chapelle, où vos grands-parents s'étaient mariés.

Sur ce poste vide, on nomma un directeur qui voulut contraindre les employés du centre à se syndicaliser. Les quatre-vingts qui refusèrent de le faire furent renvoyés sur-le-champ.

Par-dessus le marché, ce directeur proposa de déplacer, à l'Hôpital de Mazatenango, les Filles de la Charité qui travaillaient au CEA depuis très longtemps.

Si vous vous en souvenez, cette congrégation religieuse avait été la seule à ne pas être chassée du Guatemala au moment où tous les prêtres et les religieux furent contraints de s'exiler.

Ces mesures provoquèrent l'indignation de nombreux secteurs du pays. Certaines femmes, avec des étals fixes sur la place du marché, comprirent que leurs enfants n'auraient plus d'école.

En effet, cet Hospice était théoriquement destiné aux enfants abandonnés. Or la réalité était tout autre. Tous les enfants n'étaient pas orphelins. La plupart étaient des enfants des vendeuses locataires du Marché et de personnes sans aucune ressource.

À ce moment-là, il y avait à peu près sept cents garçons qui y demeuraient jusqu'à leur 18 ans. À cet âge-là, ils étaient mis dehors, sans aucune formation. Beaucoup sombraient dans la délinquance. Dans ce cadre sinistre, seules les Filles de la Charité et un groupe de dames charitables arrivaient à humaniser un peu les lieux.

La dégradation de cet Hospice était le résultat d'une série de défaillances. Grand-père consigna dans son mémorandum que « pendant longtemps, l'initiative privée avait joué un rôle de premier ordre dans l'administration, le développement et le progrès de l'Hospice National [...] jusqu'au moment où l'État le réquisitionna. Le directeur ne fut par la suite qu'un simple fonctionnaire avec très peu de marge d'action. Ses attributions furent petit à petit rognées, il devint un administrateur de bas étage.

Bien évidemment, lorsque l'initiative privée bénévole et charitable disparut, le nouveau directeur se trouva tout seul, sans aides matérielles, sans secours financiers ou de main d'œuvre, sans tout ce qui avait toujours permis de subsister efficacement en dépit des maigres finances du centre et ne compta plus sur la coopération directe d'un personnel adéquat, dont l'absence se fait encore gravement sentir de nos jours. »

La volonté de déplacer les religieuses fut la goutte – réelle ou tactique – qui fit déborder le vase. Lorsque les enfants de l'hospice apprirent que le directeur cherchait à les déplacer, ils se révoltèrent et se mirent en grève. Le 10 juillet 1951, ils bloquèrent les portes d'accès en se postant derrière pour empêcher le directeur de sortir.

Les gens qui taxaient Arbenz de communiste parce qu'il en avait nommé quelques-uns dans son gouvernement, à l'origine d'une réforme agraire très controversée, y trouvèrent leur bonheur. Quelques heures après cette révolte, vers 14h. Un groupe d'agitateurs se rassembla devant les portes de l'hospice pour vociférer contre le Président.

La pluie était au rendez-vous. La Guardia Civil[1] arriva, réussit à ouvrir les portes et fit sortir le directeur. Dès qu'ils l'aperçurent, les manifestants – autour de 1 500 d'après certains – se ruèrent sur lui pour le tabasser en criant : « À mort le communisme, démissionnez ! »

Le chaos était tel que Mgr Rossell se présenta lui aussi vers 20h30 pour apaiser les esprits. Il essaya de rentrer, mais – au dire de certains medias – les pensionnaires refusèrent de lui ouvrir les portes.

1 Équivalent de notre gendarmerie.

Les données de la presse de l'époque que je prends à témoin pour vous raconter cette histoire, sont confuses et souvent contradictoires. Certains médias étaient aussi radicalisés que la situation sociale. Il faudrait comparer leurs données pour vérifier les faits.

En effet, d'après d'autres sources d'information, les agents de la Guardia Civil, postés devant la porte, dirent à l'archevêque qu'ils ne le laisseraient pas passer sans l'autorisation de leurs supérieurs. Ils passèrent des coups de fil, sans réponse. Mgr Rossell attendit dehors, sous la pluie, à demander aux exaltés de se calmer. Et à 22h15, après deux longues heures d'attente, voyant que l'accès lui était interdit, le prélat fit demi-tour.

Quoi qu'il en fût, deux jours plus tard, au petit matin du jeudi 12 juillet, le gouvernement fit parvenir un ordre d'expulsion du CEA des sœurs de la Charité. Dès qu'elle apprit cela, sœur Teresa Vanegas, leur supérieure, se rendit à l'église pour y retirer le Saint-Sacrement, avant de quitter l'établissement avec d'autres religieuses et de partir, vers cinq heures du matin, rejoindre, en ville, leur maison centrale.

Lorsque les vendeuses et les locataires des postes au marché virent ces femmes dans la rue, au tout petit matin, elles se mirent à crier et à menacer la police. De leur côté, les pensionnaires déclenchèrent le carillon de la chapelle du CEA, pour manifester leur colère.

En ville, un groupe de dames, avec quelques vendeuses du marché, se rendirent au Palais National pour protester. Elles furent reçues par un ministre d'Arbenz qui comprit qu'elles n'avaient rien à voir avec les agitateurs et qu'elles voulaient tout simplement que les religieuses reviennent à l'Hospice.

On voit bien, mes enfants, que la raison de leur colère était le déplacement des religieuses. Or les objectifs visés dans cette opération étaient tout à fait différents.

Les agitateurs tenaient à se servir de cet événement pour allumer le feu d'une révolte populaire contre le gouvernement d'Arbenz qu'ils taxaient de communiste, et, de leur côté, les dames ne demandaient qu'à protéger l'identité du CEA pour qu'il ne devienne pas, comme on l'avait prévu, un centre d'endoctrinement marxiste.

Dans la foulée, pilleurs, saccageurs et pickpockets se livrèrent à la pêche en eaux troubles.

Le président réunit ses conseillers, consentit à la demande des dames et décida de remplacer le directeur de l'hospice. Tâche compliquée, surtout dans le contexte d'une opinion publique survoltée. Il chercha un professionnel prestigieux, sans couleur politique, respecté et admiré par ses prises de position vis-à-vis des plus pauvres, des plus démunis.

Arbenz se dit que votre grand-père était l'homme de la situation et il le convoqua. En ville, l'exaltation était telle que l'on envisageait le pire. Tout au long de la matinée, une foule se rassembla devant le Palais National. Leurs pancartes laissent comprendre leurs intentions diverses. « M. le Président, nous avons foi en vous ! » Sur une autre pancarte : « Que les sœurs soient respectées ! » Ou bien : « Nous exigeons l'expulsion des leaders communistes. » D'après le journal *La Hora*, les manifestants étaient à peu près six mille.

À 14h, grand-père et grand-mère furent accueillis au Palais National. Là, quelqu'un, – sans doute le Président lui-même – lui confia la direction du CEA.

Mon père accepta, en dépit de ses nombreuses occupations, en se disant que cela allait calmer les esprits et que c'était une occasion de servir son pays. Il ne posa qu'une seule condition. Cette nomination ne devait pas être éphémère, une issue de secours. On devait lui accorder le temps suffisant pour mettre sur pied un programme solide. Arbenz – ou son représentant– fut d'accord et à partir de là, il l'appuya sans restrictions.

En sortant du Palais National, mon père se heurta aux manifestants qui, sur les marches, criaient toujours. Il arriva à les faire taire et, debout, sur les gradins d'accès au Palais, il leur dit :

« Mesdames et messieurs : le Gouvernement de la République a bien voulu me confier la direction de l'Hospice. J'ai accepté cette charge avec ma meilleure bonne volonté.

L'une des mesures que nous avons tout de suite adoptée est celle du retour des sœurs de la Charité. Aussi, je vous demanderais de rentrer chez vous dans le calme. »

Après les vivats et les applaudissements du secteur satisfait, il pria les gens de se disperser pacifiquement et partit pour retrouver les sœurs dans leur Maison Centrale. Il fut accueilli par sœur Teresa et les deux autres religieuses investies à l'Hospice. Il les informa de sa nomination de Directeur et les invita à regagner le CEA, où elles arrivèrent, entourées d'un grand nombre de dames et de locataires du marché.

Par ailleurs, l'autre secteur des manifestants criait toujours devant le Palais National. Le *Diario de Centroamérica*, porte-parole officiel de la Révolution rapporte que des francs-tireurs se postèrent en plusieurs endroits du Parc Central. Une voiture, une Hudson 46, arriva par la sixième avenue, conduite par quelqu'un qui tâcha de se frayer un passage dans la foule. Pris à partie, il se défendit, et lorsqu'on se rua sur lui, il quitta son véhicule pour s'enfuir en courant. Ne l'ayant pas rattrapé, les agitateurs s'acharnèrent contre son véhicule.

La Hora décrit la scène : « Ils renversèrent la voiture et après quelques tonneaux, ils en brisèrent les vitres, décrochèrent les portières, la pillèrent, et finirent par l'incendier ».

Cette image fit le tour du monde car *The Time* publia une photo, que la presse mondiale reproduisit dans plusieurs pays, de la Hudson en flammes, au milieu d'une foule de manifestants.

Après cet incendie, ce fut le chaos. Des courses, des poursuites, des cris tels que « À mort Arbenz ! À mort le communisme ». Trois camions de la Gardia Civil sont arrivés et ont tiré sur la foule. Cinq manifestants ont été tués et plus de cinquante blessés.

Les données sont encore confuses puisque une source non gouvernementale dénombre 17 morts. Le gouvernement décréta la restriction des libertés constitutionnelles.

Je ne suis pas sûr de l'objectivité ou de la véracité des données de la presse à ce moment-là. Mais je sais que ces événements bouleversèrent mon père qui s'acharna par la suite à remettre de l'ordre dans cet Hospice, sans m'arrêter aux tendances, de gauche ou de droite. Je tâche tout simplement d'accomplir une mission professionnelle, déclara-t-il à *La Hora*.

*

La description des anciens réfectoires de cet Hospice, qu'il fit dans son Mémorandum, reflète bien l'état pitoyable des lieux. Tout comme les dortoirs, ce sont des salles immenses, lugubres. L'air n'y est pas suffisamment renouvelé et l'ambiance est, en permanence, imprégnée d'odeurs malsaines. De très longues tables, dont le plateau est une planche en granit, cassée, avec des fentes qui empêchent de les nettoyer à fond. Les bancs autour sont très larges et inconfortables. La vaisselle en fer-blanc terni, cabossé, et les couverts en nombre insuffisant, sont le point d'orgue de ce misérable tableau.

Il se lança dans des réformes avec un esprit ouvert, en appelant les choses par leur nom.

Le *Diario de Centroamérica* publia ses premières déclarations. « Le docteur Cofiño assure que le maintien de ce gigantesque centre est tout à fait désuet. Ce type d'institutions sur le modèle d'une caserne militaire n'existe plus nulle part ailleurs. Notre retard est énorme. Ce centre doit être reconsidéré pour y envisager des solutions scientifiques adaptées à la situation. Le docteur serait pour le placement de ces enfants dans des maisons d'accueil ».

« Mon premier geste – continue grand-père dans son Mémorandum – fut de calmer les esprits. En considérant, avant toute autre chose, l'intérêt des élèves, je réussis à créer un climat propice à une étude objective et dépassionnée de la situation. »

Grand-père savait que les précédents directeurs n'avaient jamais disposé des moyens matériels et humains nécessaires ni d'un budget financier suffisant pour résoudre leurs problèmes. « De ce fait, écrit-il, l'enfant orphelin qui aurait dû être l'objet essentiel de ce Centre d'Éducation, avait toujours été relégué à un second plan, loin de tout soin garanti. On n'avait pas veillé à ce que son éducation fût intégrale comme l'aurait demandé une Pédiatrie Sociale correctement envisagée. »

Il montre clairement et fermement que « l'État n'a tenu que partiellement son engagement en lui fournissant un toit, un couvert, un vestiaire avec les restrictions que je signalerai par la suite. Or, manifestement et sans conteste, il a échoué à l'éduquer aussi bien dans le sens intégral du terme que dans le domaine purement scolaire et dans celui de l'apprentissage d'un métier. Dans ces deux secteurs, il y a toujours de sérieuses erreurs et des défaillances. »

Il tâcha de trouver des aides privées. Il compta sur quelques chefs d'entreprise mais son appel n'eut pas le retentissement souhaité. Il aurait voulu que les principaux responsables de l'industrie et du commerce collaborent à la formation de ces jeunes mais son élan se heurta, « quelquefois, soit à un refus catégorique, soit à la promesse d'une aide qui ne fut que partiellement tenue. »

Sa direction du CEA fut marquante. Il décela et sélectionna les garçons qui étaient vraiment dans le besoin pour ne garder chez lui que les enfants sans famille. Il refusa tous les pistonnés. Il créa un bon service pédiatrique, changea le système des dortoirs « pour en finir avec la promiscuité et le manque de place » ; et il réorganisa le Service Médical.

Quand on regarde la liste des mesures prises, on constate qu'elle est bien longue : équiper les nouveaux ateliers de menuiserie, plomberie, ferronnerie, cordonnerie et de couture, obtenir l'aide privée de plus de trente bénévoles, créer une École d'arts ménagers avec des sections de cuisine, buanderie, de soins de beauté, de fleuristerie, de vendeuses, des cours de bonne tenue en société et de gestion du foyer…

Il mit en marche un programme tout nouveau de prévention sociale, dit « El llavin / La Clé de la porte ». Dès que les garçons avaient 18 ans, on leur confiait la clé du centre dont ils pouvaient se servir si jamais ils en avaient besoin.

Il créa une crèche, « Le Nid » ; une maternelle, « Les Moineaux », dans la propriété Vista Hermosa ; et une Colonie de Vacances, « Les Hirondelles », pour enfants convalescents.

Il proposa aux autorités un projet de loi pour ce Centre permettant de créer un Comité de Patronage, tout à fait indépendant des organismes politiques et officiels, « parce que – disait-il – très souvent, les beaux élans du départ et les projets brillamment étudiés, sombrent dans l'oubli sur les étagères des bureaux du Ministère. »

Cette façon d'agir n'avait aucune couleur politique. Cependant, comme le CEA dépendait financièrement de quelques secteurs huppés de la société en lien avec des partis politiques déterminés, certains groupuscules tâchèrent de politiser son action. Grand-père créa alors un Conseil Financier de l'Hospice, indépendant des partis et de toute consigne.

Encore une fois, il eut à croquer le fruit amer de la calomnie, comme c'est souvent le cas pour les gens qui cherchent à faire le bien.

Aussi, mes chers enfants, ne soyez pas étonnés si un jour on vous paye avec ce type de monnaie. C'est ainsi que Notre Seigneur fut malmené. Et comme le disciple n'est pas au-dessus de son Maître, au lieu d'être reconnaissants envers grand-père pour le travail réalisé, d'aucuns cherchèrent de bons prétextes pour l'attaquer.

Les raisons étaient dérisoires. Par exemple, le jour où il refusa un poste du CEA à un indigène parce qu'il n'avait pas la qualification professionnelle voulue, on l'accusa… de racisme ! Raciste ? Lui qui avait dépensé sa vie à promouvoir les indigènes et les plus nécessiteux du Guatemala, sans faire la moindre différence entre les uns et les autres !

Grand-père pardonna toujours ces calomnies qui n'arrivèrent pas à leur but, autrement dit, à le déloger de la direction de ce centre. Le Président Arbenz proclama souvent et publiquement sa confiance en lui.

« Ce furent des années de travail pénible, acharné et de tout cœur – écrit toujours grand-père. Et ce fut sœur Maria Teresa, une jeune femme, qui fut l'âme de ce combat mené avec moi, main dans la main. »

Carlos Cossich, l'un de ses plus fidèles collaborateurs, lorsqu'il était étudiant en dernière année de Médecine, fut appelé par grand-père pour examiner les enfants. Cossich constata qu'ils n'étaient même pas en mesure de s'asseoir, de tenir leur tête toute droite ; il en conclut, d'après ses études, qu'ils avaient une défaillance physique.

– Docteur, dit-il à mon père, vous avez ici quarante retardés mentaux.

Grand-père le regarda et tout amusé, il voulut les regarder à son tour.

– D'accord. Voyons voir.

Il les examina et les envoya au « Nid », établissement où Cossich suivrait périodiquement leur dossier.

Le « Nid » avait de bonnes infirmières qui, à l'école de mon père, pratiquaient ce que l'on appelle la « stimulation précoce » dont on parla beaucoup par la suite.

Petit à petit, les enfants réagirent. Cossich n'en croyait pas ses yeux. Des enfants qui, quelques semaines auparavant, ne tenaient pas debout, faisaient leurs premiers pas. Les plus grands venaient le trouver en courant, à la sortie de sa voiture.

– Allez, Cossich ! Grand-père le croisa, en souriant, un jour, au « Nid ». Montrez-moi vos attardés mentaux.

– Il n'y en plus aucun, docteur.

– Et voilà. Maintenant nous allons les proposer à l'adoption.

Alors il lui expliqua le projet de l'adoption qu'il avait conçu en collaboration avec les recherches de grand-mère qui allait soutenir, à l'Institut Guatémaltèque de la Sécurité Sociale, une thèse sur le « Projet d'organisation des foyers de substitution au Guatemala ».

Des propositions à la pointe du progrès et innovantes à l'époque. De nos jours, certaines ont été dépassées mais d'autres sont toujours en vigueur, dans le sens où vos grands-parents les avaient conçues.

Par exemple, concernant l'adoption, en avance de dizaines d'années sur l'esprit de leur époque, ils assirent les bases d'un système adopté de nos jours par les pays les plus avancés en la matière.

À cette époque, les enfants abandonnés étaient en crèche, pris en charge jusqu'au moment où un couple venait choisir celui qu'ils aimaient et, après, avoir versé le montant établi, partait avec le petit.

Grand-père rejeta d'emblée ce système, dégradant à ses yeux. Pas question de permettre aux futurs parents de choisir ou de négliger un enfant d'après sa taille, la couleur de ses cheveux, comme une marchandise.

– Il n'en est pas question. Ce ne sont pas eux qui doivent voir en premier les enfants, mais moi qui dois savoir d'abord qui ils sont, ce qu'ils font, quelle est leur façon de vivre.

Ce n'était qu'après une information positive sur les futurs parents et après s'être assuré de la bonne éducation que l'enfant recevrait dans une ambiance familiale idoine, que l'on décidait de le confier au couple approuvé. Tout cela est parfaitement bien documenté.

Dans ce sens, l'exposé que grand-père fit sur l'Enfant Orphelin ou Abandonné au cours du 1er Congrès Centraméricain de Pédiatrie au Costa Rica était très explicite.

Leur travail magnifique était cependant très dur. En effet, souvent, les enfants tombaient malades et mouraient. Carlos Cossich constata, à un moment donné, son impuissance médicale à sauver la vie d'un petit.

Ce doit être terrible de voir que l'un de tes petits patients meurt, n'est-ce pas ? Quand on n'est pas médecin, on n'est pas habitué à cela. Or, il est logique que les médecins affrontent cela avec un esprit particulier. Autrement, ils seraient paralysés.

C'était le cas de Cossich. Grand-père s'en aperçut très vite, il le prit par le bras, le sortit de la pièce et lui dit :

– Les cuisinières cassent de la vaisselle. Pourquoi ? Parce qu'elles travaillent avec des assiettes. Nous, médecins, nous travaillons avec des malades. Et nos malades meurent ! Toi, tu as fait tout ton possible pour le sauver, tu t'es donné tous les moyens !

Il le réconforta, l'encouragea, lui fit voir qu'il devait être fort, parce que malheureusement, il allait se trouver très souvent confronté à de telles situations.

*

Cossich rapporte aussi que, tout jeune licencié, il croisa grand-père à la Faculté qui le prit à part et lui demanda :

– Approche, Cossich ! Tu as déjà un poste quelque part ?

– Pas encore, docteur. Je ne travaille qu'ici.

Là, il ne travaillait que bénévolement.

– Comment te débrouilles-tu alors ?

Il lui confia qu'il vivait encore aux dépens des siens. Grand-père sortit son chéquier, détacha un chèque au dos duquel il déposa sa signature et lui dit :

– À partir de maintenant, ce sera « moitié-moitié » : un chèque ce mois-ci pour moi, le mois suivant pour toi.

Et il fit ce chèque des mois durant, jusqu'à ce que j'aie pu obtenir un poste.

– Je n'ai jamais vu quelqu'un agir de la sorte, disait Cossich. Et moi-même je ne l'ai jamais encore fait avec qui que ce soit, malgré le bon exemple qu'il me donna.

*

De la Riva, un autre médecin, rapportait à peu près la même chose. Il venait de rentrer de l'étranger et n'avait aucun moyen de s'en sortir. Grand-père l'aida en hypothéquant notre maison – celle où nous vivons actuellement – pour qu'il puisse s'acheter la sienne.

– C'est quelque chose qui touche profondément le cœur et que l'on n'oublie jamais. Cela laissa son emprunte chez moi, ajoute, tout ému, le docteur de la Riva.

*

Le contact direct avec la souffrance de ces petits purifia petit à petit son âme. Il resserra ses liens avec Dieu, de plus en plus intensément. Et il se soucia profondément de la formation chrétienne de ses propres enfants. Lors de la Semaine Sainte, il partait à Molino, au Tecpan, chez les Matheu. Là, il se détendait, il était aux anges. C'est un très bel endroit où il participait aux Offices en paroisse.

À Molino, il y avait une cuisinière indigène qui avait de grosses migraines depuis un an. Grand-père s'y intéressa et découvrit qu'un sorcier lui avait conseillé de toujours se bander la tête avec un torchon humide pour faire baisser la fièvre. Or c'était justement cela qui augmentait ses maux.

Il la prit en charge et en ville, il prit rendez-vous chez un spécialiste qui la guérit. Quand elle repartit à Molino, il lui conseilla de consulter plus souvent Notre Seigneur et d'oublier les sorciers.

Il connaissait très bien le monde indigène. J'ai une coupure de presse avec ses déclarations à « *La Tribuna del Pueblo* », le journal de San Juan, dans lequel il dit que « la médecine doit être comme un arbre qui partage ses fruits avec tous ceux qu'il abrite. » Il fallait atteindre tous les milieux sociaux, disait-il fermement, et tout spécialement le monde indigène : « Nous devons toucher l'Indien, reconquérir sa santé, sa foi et sa confiance. »

*

La révolution d'Octobre eut lieu alors qu'il travaillait au CEA. Il s'ensuivit des disparus, des torturés, des prisons regorgeant de détenus, des échauffourées à caractère communiste, et quelques lettres pastorales et des dénonciations publiques de la part de Mgr Rossell.

Au cœur de cette ambiance crispée, vos grands-parents continuèrent de promouvoir des activités de bienfaisance et de promotion sociale. Le 30 juillet 1953, ma mère obtint le diplôme d'Assistante Sociale à l'Université San Carlos. À partir de là, elle collabora encore plus étroitement avec mon père.

Du 19 au 30 août de la même année, eut lieu le Séminaire National organisé par l'Instituto Panamericano de Proteccion a la Infancia, avec l'aide du gouvernement. Grand-père était délégué permanent de cet institut, et y participa activement. La presse parla de « ce dynamique directeur du CEA, figure de proue des têtes de file de l'assistance publique. »

Sa réputation allait bien au-delà des frontières du Guatemala. Les 6, 7 et 8 novembre, María Rosario Araoz, spécialiste de ces questions, publia plusieurs articles dans le quotidien *La Nación de Lima*, dans lesquels on peut lire :

« On ne saurait, au Guatemala, parler de protection de l'enfance sans se référer à Ernesto Cofiño, cet homme extraordinaire qui, avec son talent et son cœur, œuvre dans son pays au profit des plus belles transformations essentielles dans le domaine de l'assistance à l'enfant.

Père de la Pédiatrie au Guatemala, le docteur Cofiño est non seulement l'initiateur d'une assistance de l'enfance médicale spécialisée mais aussi l'infatigable promoteur d'un Service Social tout aussi remarquable. »

*

La situation politique vira au cauchemar et Jacobo Arbenz fut contraint de démissionner 27 juin 1954. Dissolution des syndicats et des partis politiques. Le militaire Carlos Castillo Armas prit le pouvoir le 8 juillet, et assuma la Présidence le 1er septembre 1954.

Des secteurs fanatisés dénoncèrent le voyage aux États-Unis de grand-père en assurant qu'il n'y était parti que pour emmener avec lui Jacobito, le fils du président, qui était son patient.

À son retour au Guatemala, il précisa que son voyage n'avait eu que des motifs strictement personnels mais que s'il avait eu à secourir cet enfant, il l'aurait fait de très bon gré, en dépit des circonstances, parce qu'il était médecin et qu'il n'agissait jamais selon des critères politiques mais exclusivement humanitaires et médicaux.

Après la chute d'Arbenz, la presse anti-communiste le harcela. Du fanatisme communiste l'on passa au fanatisme anti-communiste.

Et grand-père fut accusé d'être communiste ! Il aurait trompé l'archevêque et le nouveau gouvernement, il serait parti à l'étranger pour s'occuper des intérêts d'Arbenz…

Mais sa réputation était telle au Guatemala que la grossièreté d'une telle campagne ne put l'atteindre et le nouveau gouvernement le confirma dans toutes ses charges. Et puis…

La suite dans prochaine ma lettre !

Avec toute mon affection,

Papa

Septième lettre. 1953-1956

1er janvier 2000

Mes chers Jorge, Paola et Diego !

Je pense très souvent à grand-père, tous les jours. Et à certaines dates, encore plus. Dernièrement, quand j'ai vu à la télévision le Pape ouvrir la Porte Sainte, je me suis dit qu'il aurait aimé voir ces images. Comme il a tout suivi du haut du Ciel, il va nous aider à bien profiter de ce Jubilé de l'an 2000 !

J'avais fini mon dernier courrier en évoquant la période du président Arbenz. Aujourd'hui, je tiens à vous parler de son comportement chrétien dans son métier de médecin. C'était un bon professionnel qui affrontait les problèmes dans les règles de l'art de son éthique. Par ailleurs il faisait tout pour que ses patients, catholiques pour la plupart, aient accès aux sacrements.

Dès qu'un enfant était en danger de mort, il le faisait baptiser sur-le-champ. Dès qu'un patient sur le point de mourir le demandait, il lui procurait l'assistance d'un prêtre pour le sacrement de l'onction des malades, que l'on appelait à l'époque Extrême-onction.

Ce faisant, petit à petit, il sentit au fond de son âme que le bon Dieu lui en demandait davantage spirituellement parlant. Davantage dans son dévouement aux autres, davantage dans la connaissance de la foi. Alors, en 1953, il demanda à son ami archevêque de lui présenter un prêtre en mesure de l'orienter dans ce sens.

« À cette époque-là, – écrit-il –, j'ai ressenti la nécessité de m'approcher du Seigneur. J'avais besoin de Lui pour la paix de mon âme. En sortant de chez un ami décédé, au chevet duquel je m'étais rendu pour prier, j'ai trouvé, sur le pas de la porte, Mgr Rossell avec don Antonio qui venait d'arriver chez nous pour organiser le travail de l'Opus Dei.

Ce fut pour moi un jour à marquer d'une pierre blanche, comme il en existe certainement pour tous ceux qui sont en quête d'une voie solide pour avancer vers Dieu. »

*

Cette grande rencontre eut lieu l'été 1953. Son ami décédé était le docteur Alberto Vassaux ; le prêtre de vingt-sept ans qui accompagnait l'archevêque s'appelait Antonio Rodriguez Pedrazuela ; il avait été ordonné à Madrid quelques mois auparavant, en février de la même année.

L'archevêque s'adressa à grand-père :

– Docteur, vous cherchiez quelqu'un pour vous guider dans votre vie spirituelle. Voici celui qui pourrait vous aider.

Grand-père fut surpris par la différence d'âge. Mais, immédiatement, don Antonio lui demanda son numéro de téléphone.

On retrouve cet échange dans le livre du P. Antonio « *Une mer sans rivages, les débuts de l'Opus Dei en Amérique Centrale* » :

« Le docteur et moi, nous avons souvent plaisanté sur notre impression mutuelle à cet instant-là. Moi, je me suis dit : « il se demande pourquoi je veux si vite son numéro de téléphone ». Mais je ne voulais pas que son désir tombe à l'eau. De son côté, le docteur se dit que j'étais en train penser : « Oh, la, la ! Il est trop vieux ! Peut-on encore faire quelque chose pour lui ? »

Cela dit, ils décidèrent de se retrouver chez don Antonio et don José Maria Bascones, le second prêtre de l'Opus Dei, qui habitaient tous les deux le premier centre de l'Opus Dei au Guatemala ; ils s'y étaient installés grâce à l'aide financière, à l'encouragement et à la magnanimité de Mgr Rossell.

Là, don Antonio l'aida à consolider sa Foi. « Il fallait commencer presque par le commencement, par le plus élémentaire », dira mon père par la suite.

*

À cette époque, comme je vous l'ai déjà dit sans vous en préciser la raison, grand-père se rendit aux États-Unis, au chevet de mon frère qui était tombé gravement malade.

Voilà ce qu'il en écrivit : « Je partis précipitamment dès que j'appris que mon fils était très malade sur le campus de l'université américaine où je l'avais envoyé.

Je quittai le pays en des circonstances très difficiles [...]. Ma femme et mes autres enfants, dans l'angoisse, y sont restés.

Arrivé près de lui à l'Université, sa situation était confuse : surcharge de travail, nostalgie [...]. Et le diagnostic [...] sévère.

J'étais tout seul. Personne pour me consoler. Les nouvelles du Guatemala dans la presse étaient alarmantes. L'angoisse, comme une impitoyable presse d'acier froid, m'étreignait.

Sur ces lieux, il n'y avait qu'une seule église catholique, apparemment très pauvre, mais contenant toute sa Richesse. Je m'y suis rendu. J'étais le seul fidèle à assister à la messe. Le flux de larmes qui me montait aux yeux et mouillait mon visage voilait mon regard.

Et, à travers ce rideau, je contemplai, sur l'autel, un Christ en Croix, grandeur nature, qui semblait vouloir se détacher du bois où il était cloué pour m'offrir, sur sa poitrine, un refuge dans la plaie de la lance.

Petit à petit, les larmes qui ruisselaient toujours, sont devenues plus douces et la presse en acier qui m'opprimait le cœur se détendit aussi.

J'étais plus calme quand je me suis approché de la Communion, du Corps de Notre Seigneur. Ma confiance revenait, j'ai senti que le Seigneur ne m'abandonnerait jamais. Et ce fut vrai.

Mon fils guérit, je rentrai au pays. En y retrouvant l'Œuvre, je compris nettement que le Seigneur m'y appelait. Pourquoi ? Sans aucun mérite de ma part, c'est sûr. »

*

Le temps s'est écoulé et le 9 septembre 1955, avant de quitter le Centre Hospitalier où il avait travaillé durant des années, grand-père tint à s'y asseoir pour lire les rapports du Journal de l'hôpital et jeter un coup d'œil sur le passé. Il constata que l'on n'avait pas pris note de nombreux faits et gestes essentiels.

« C'est vraiment dommage qu'il y ait un silence total sur ces dix années écoulées, qui pourtant ont été le théâtre d'événements en tout genre qui auraient mérité d'être mis par écrit. Une négligence ? Sans doute.

Des ouvrages ont été publiés (Dr. Monzon, Dr. Giron) ; il y eut des recherches intéressantes financées par des dons généreux ; de nombreux collègues ont été récompensés pour leurs études spécialisées, ou parmi ceux qui exerçaient dans d'autres pays.

Ces petits livres dégagent tout de même beaucoup d'amour, de sincérité. Ils sont un baume au cœur pour celui qui, après avoir fait ce long chemin, a des blessures aux pieds et une âme meurtrie.

Cela ne fait que quelques mois que j'ai repris le poste de Chef de Service et mon enseignement en la Chaire de Pédiatrie, après une parenthèse de quatre ans.

En effet, le 12 juillet 1951, suite à un mouvement populaire, j'ai accepté le poste de directeur du Centre d'Éducation et d'Assistance. Quatre ans de combats, de rêves, de découragements, d'abandon total de mes anciennes disciplines au service de la Médecine, de sœur Mathilde, de l'enseignement en Chaire de Pédiatrie. J'ai tout mis de côté, emporté par mon vif intérêt pour les problèmes sociaux, tout spécialement pour l'assistance de l'enfant privé de famille.

Ce que cette œuvre a signifié, l'histoire le dira. Mais je puis assurer que la récolte fut bonne, car mon esprit y a été forgé dans la souffrance et mon expérience, acquise de haute lutte.

Nous aurions tant de choses à raconter. Des rêves, des réussites, des déceptions, des échecs. Mais, au-delà de tout, demeure le noyau structurel des affects, inébranlables qui, au passage du temps, se teintent de nuances d'Éternité.

Je vais faire passer à Carlos Monzon Malice ce journal du Centre afin qu'il y ajoute, à la fin, les pages manquantes de tout ce qui a été fait au cours des principaux événements de ces dix dernières années, et lui demander qu'à partir d'aujourd'hui, notre action solide et bien formée, soit inspirée par l'exemple de notre Divin Maître. Qu'Il soit notre guide, notre boussole, notre soutien. Pensons vraiment que ces petites créatures, blessées par la vie, la misère, l'abandon, ne sont que son image qui, comme dans un miroir aux mille facettes, se reflète chez tout être qui souffre.

Il est midi, en ce merveilleux 9 septembre 1955. La lumière coule à flots dans notre clinique. Le cœur en est inondé, notre optimisme efface les rides des déceptions. Tout est beau. Notre métier est le plus beau du monde. Pourvu que nous en soyons toujours dignes ! »

*

Carlos Monzón Malice était un jeune médecin qui fut son compagnon de route jusqu'au bout. Il fut tout d'abord « mon patient, puis mon externe, mon interne, ensuite et finalement celui qui partagea avec moi le service hospitalier et la Chaire de Pédiatrie. Son travail a été largement consigné. Il a vraiment laissé sa trace.

La main de cet ami serrait la mienne au moment où, tout jeune, il quitta ce monde, le jour de Noël, à l'instant où les cloches sonnaient la Messe de Minuit. »

*

Mon père assista assidûment aux moyens de formation chrétienne de l'Opus Dei durant les années 1953, 54 et 55, et à la première retraite au Guatemala organisée par don Antonio et don

José Maria, du 1er au 4 novembre 1955. On y avait invité beaucoup d'amis. Seuls quatre d'entre eux ont répondu à l'appel. Julio Obiols, Humberto Olivero, Francisco Arrivillaga et papa. Francisco et mon père se sont dit que cette retraite allait être annulée puisqu'il n'y avait presque personne.

– Absolument pas, docteur – lui dit don Antonio – Moi, je prêcherai même s'il n'y avait que vous !

Elle eut lieu chez Maria de Miron, à la Concepcion Pixaya, sa propriété, près de San Juan Sacatepéquez. Maman, très attachée à l'esprit de l'Opus Dei, s'occupa de l'intendance pendant ce séjour.

Grand-père riait toujours en y pensant. Le premier jour, juste avant de passer à table, il enfila, pour plaisanter, sa blouse blanche, et, en garçon de café, il vient les trouver avec des vers à liqueur sur un plateau. Aucun de ces quatre assistants ne savait quel était le déroulement de ces trois jours de retraite spirituelle.

Don Antonio leur expliqua, patiemment, ce qu'il en était. Rien à voir avec un Colloque ni avec un Congrès de médecins auxquels papa était habitué. Il ne s'agissait pas non plus d'une réunion amicale de plus, ils n'étaient pas là pour discuter, prendre un verre, mais pour prier et penser à fond à la sainteté dans leur vie quotidienne.

Suite à cette retraite, mon père tissa une amitié profonde avec don Antonio. « Alors, – évoquait-il— nous avons tissé ces liens qui m'ont petit à petit conduit à découvrir ce que le Seigneur attendait de moi, au point de me le faire voir si nettement, que je fus prêt à écrire la lettre demandée pour mon admission à l'Opus Dei. »

De fait, il le fit le 6 décembre 1956 tout en précisant qu'il s'était senti membre de l'Opus Dei depuis l'été 1953 : « À partir du jour où je vous ai rencontré ! » assurait-il à don Antonio sans hésiter.

Il a été le premier surnuméraire de l'Opus Dei au Guatemala. « La formation que j'ai reçue dans l'Œuvre m'a conduit à assimiler la doctrine de l'Église, à fréquenter Dieu profondément grâce à l'accomplissement de quelques pratiques de piété, à aider mes amis grâce à mon activité missionnaire, à rechristianiser cette société, à m’efforcer de bien travailler, à m’investir dans mes devoirs familiaux, civiques et sociaux.

Autrement dit, à être plongé en ce monde sans savoir besoin de le quitter pour m’entretenir avec mon Dieu. »

Grand-mère perçut très vite son changement en famille, vis-à-vis d’elle, de leurs enfants, et sa joie. « J’ignore ce que vous avez fait avec mon mari – disait-elle toute heureuse et en plaisantant à don Antonio – mais il est vraiment merveilleux ! ».

*

Comme vous le savez bien, ni maman, ni moi ne faisons partie de l’Opus Dei. Dieu ne nous appelle pas à le servir sur cette voie ou tout du moins, il ne nous a pas appelés jusqu’à présent. De ce fait, je ne peux vous en parler que d’après les écrits de grand-père ou d’après ce que quelques personnes de l’Opus Dei m’en ont raconté.

Mais, sans être de l’Opus Dei, maman et moi, nous avons été témoins durant de longues années de la qualité de son don à Dieu.

Je ne sais comment l’expliquer. Il s’est livré à Dieu dans l’Opus Dei, de toute la force de son cœur, de tout son être, avec un grand enthousiasme. Don Antonio en parle en ces termes : « Moi, je n’étais qu’un jeune prêtre de vingt-six ans, sans aucune expérience, qui venait d’arriver d’Espagne. Lui était un brillant médecin, très connu dans son pays. Or il acceptait mes conseils spirituels en toute docilité, avec une grande humilité, avec un grand désir de tout apprendre ».

Enrique Fernández del Castillo, son ami, pense à lui, où très tôt dans la journée, il assistait, ponctuellement et plein d’allant, à la Messe de 7h, avec le même entrain spirituel et humain qu’il avait en toute chose. Son don à Dieu lui permit de fréquenter plus intimement le Seigneur, de mieux se connaître lui-même, ainsi que ses vertus et ses défauts qu’il acceptait humblement, en s’efforçant de les corriger.

Pour vous donner un exemple, on lui suggéra de changer sa grosse voiture verte contre une autre plus modeste. Et ce fut fait, détaché qu'il était, de plus en plus, des choses matérielles. Pas de frais inutiles dans son vestiaire, il ne se rendait pas dans des lieux de détente frivoles ou mondains, il s'éloignait toujours des occasions d'offenser Dieu. Cette pensée notée dans son agenda personnel illustre bien son état d'esprit : « Aurais-je donc peur des femmes ? Absolument pas. Je n'ai peur que de moi ».

Il était profondément humble ; tout en ayant rendu la vie à des milliers d'enfants, il ne se disait jamais que c'était lui qui les avait sauvés. Sans aucune vaine gloire, sans se dire « je suis très fort » ; je ne l'ai jamais entendu raconter « j'ai fait ceci, ou j'ai fait cela », ou quelque chose de semblable.

Tous les jours, il essayait de changer en quelque chose. Dites-vous bien, mes chéris, qu'il s'est donné à Dieu à soixante-ans ! Et vous n'avez pas idée du mal qu'on a à changer à cet âge-là où l'on est déjà complice de ses petites manies, des défauts que l'on chérit, de nos péchés mignons.

Je ne suis pas vieux, même si vous le pensez. J'ai encore le temps avant mes soixante ans. Or j'ai pu constater qu'au fur et à mesure que l'on vieillit, on devient intransigeant vis-à-vis des défauts des autres et bienveillant avec ces mêmes travers installés chez nous. « Oui, mais… j'ai toujours été comme ça ! », disons-nous pour nous excuser.

Or, j'ai constaté que, un jour après l'autre, grand-père luttait, s'efforçait d'écarter de sa vie ce qui l'écartait de Dieu, se livrait de telle sorte et avec un tel attachement, que, petit à petit, l'amour de Dieu a rajeuni invraisemblablement son âme.

Il paraît que les artistes de cinéma interdisent qu'on prenne en photo leur mauvais côté. Normalement, il faut faire bonne impression. Eh bien grand-père n'a jamais caché son âme à la grâce de Dieu. Et cette grâce l'a purifié en profondeur.

Comme tant d'autres, il aurait pu trouver les excuses de son âge : « Si j'avais su, si je m'en étais aperçu quand j'étais jeune ! Mais aujourd'hui, en telle ou telle circonstance, il est déjà trop tard pour me donner à Dieu. Je suis trop âgé pour changer ».

Grand-père lutta pour changer. Il demanda à Dieu la grâce d'une conversion profonde et Dieu la lui accorda au moyen de la prière, des sacrements, des conseils des personnes de l'Opus Dei et des événements de tous les jours où il décelait la main du Seigneur.

« D'une main affectueuse – écrivait-il – ceux qui m'accompagnaient spirituellement ont ciselé, à mon avantage, le bloc de pierre informe que j'étais. J'aimais être taillé, je me réjouissais lorsque je voyais tomber les arêtes et les angles. À vrai dire, je ne me rendais pas compte de la figure qui en surgissait, mais j'avais foi en ce sculpteur. »

De ce fait, il ouvrit un nouveau chapitre de son existence à l'âge où tant d'autres ferment la fenêtre de leur âme. Et alors que tant de gens se recroquevillent sur leurs nostalgies, leurs souvenirs, leurs rêves accomplis ou frustrés, il ouvrit son cœur en grand, plein d'espérance en la volonté de Dieu.

Il est toujours temps de changer ! C'est sans doute l'un des messages de sa vie. La sainteté n'a pas d'âge ! Il est toujours temps de se donner à Dieu ! Il n'est jamais trop tard pour l'Amour !

Entre soixante-dix et quatre-vingt-dix ans, il fit de grandes découvertes spirituelles. Les deux dernières décennies de sa vie furent des années de plénitude, d'une nouvelle jeunesse pour son âme. Il découvrit le sens le plus profond, le plus surnaturel, de son travail. Il ne suffisait pas de le réaliser parfaitement bien, ce qu'il avait toujours essayé de faire, mais désormais, il pouvait en faire une prière, une louange à Dieu Créateur, par amour de Lui. « Je fais tout de mon mieux, en l'offrant au Seigneur. »

Il s'est efforcé d'élargir le rayon de ses amitiés à l'âge où on a beaucoup de mal à tisser des liens. Vous êtes jeunes et vous vous faites facilement des amis parmi vos camarades de classe, de sport, parmi ceux qui partagent vos hobbies. Vous tenez à rencontrer les gens, à les fréquenter. C'est parfait. Or grand-père apprit alors qu'une véritable amitié, tout en étant un grand bien en elle-même, est une voie pour approcher du Christ beaucoup de personnes : « Avoir cette activité missionnaire auprès de mes amis pour rechristianiser cette société. »

Il a toujours cultivé ses vieilles amitiés tout en cherchant à en avoir d'autres. Il aidait ses amis en leur prodiguant son affection, en se souciant de leurs problèmes, en les encourageant, avec sa parole et son exemple. Il les poussait à être miséricordieux et solidaires avec les plus nécessiteux.

Quel changement de caractère ! « Il a complètement perdu l'arrogance de sa jeunesse – avoue tante Uca – au point d'en arriver à être capable d'aller demander de l'argent pour des projets sociaux, ce que moi je n'aurais jamais osé faire. Il n'est jamais agréable de demander de l'argent, pour quelques raisons que ce soit. D'autant plus qu'il avait toujours vécu dans un milieu très aisé. Mais il n'y pensait pas : pour lui, tout cela n'avait pas d'importance ».

Je me dis qu'au début, il a dû avoir du mal à solliciter les gens pour qu'ils collaborent financièrement aux œuvres dont il s'occupait. En effet, il a essuyé des refus et des fausses promesses qu'il a toujours offerts au Seigneur. Ce qui, chez d'autres, est une humiliation personnelle, fut pour lui une source de joie.

Aussi, lorsqu'il évoque dans ses notes les vingt premières années de sa vocation, il parle avec beaucoup de reconnaissance de « la bienveillance de l'Œuvre à mon égard, grâce à laquelle j'ai pu servir le Seigneur au point de me faire presque croire que j'en étais un instrument non négligeable.

Dans mes heures les plus difficiles et douloureuses, l'Œuvre a été présente dans mon cœur et dans mon foyer. Elle a fait en sorte que mes pleurs, tout en étant toujours des larmes, deviennent des sourires. [...]

Deo gratias ! »

*

Et voilà un dernier événement en 1956. Alors que mon frère Ernesto, votre oncle, était déjà marié, mon père, en discutant avec don Antonio, a fini par lui dire :

– Félicitez-moi, la famille s'agrandit.

– Bravo ! Ernesto va avoir un enfant ?

– Pas du tout. C'est moi qui vais être papa ! Clémencia est enceinte !

C'était moi l'enfant qu'il attendait. Je suis né le 20 octobre 1956. Mon père avait alors cinquante-sept ans.

Une nouvelle étape dans sa vie, aussi inespérée que les autres.

Si cela vous dit, nous en reparlerons dans mon prochain courrier. Je vous embrasse très fort !

Papa

Huitième lettre. 1956-1958

Janvier 2000

Mes chers Jorge, Paola et Diego !

Ma dernière lettre a été datée de 1956. L'année où je suis né, à la moitié du siècle dernier. C'est bizarre, n'est-ce pas ? Le siècle passé… Je vous parlerai, bien entendu, de mon enfance mais avant je tiens à vous raconter ce que grand-père entreprit à cette époque-là. Ciudad Vieja, l'une des grandes aventures de sa vie.

J'ai encore tiré ce récit du livre « *Une mer sans rivages* », le livre de don Antonio. Un jour Enrique Fernández del Castillo demanda à mon père :

– Docteur, que diriez-vous si l'on vous proposait de créer un grand centre d'étudiants et d'universitaires ?

Il lui exposa ce projet. Créer au Guatemala un lieu de formation intellectuelle de qualité, rigoureuse et exigeante, un foyer de modernité et de progrès pour le monde universitaire en Amérique Centrale.

Qu'en pensa-t-il ? Je n'en sais rien. Se souvint-il de ses études à Paris, lorsque les Guatémaltèques devaient nécessairement partir à l'étranger pour avoir une formation universitaire sérieuse ? Pensa-t-il en même temps aux situations conflictuelles qu'il avait dû affronter, au manque de dialogue, au fanatisme, à l'oubli de Dieu ? Je l'ignore. Mais je sais qu'il fut encouragé quand il apprit que

Walter Widman et Alfredo Obiols, pères de famille eux aussi, qui faisaient partie de l'Œuvre avec lui, avaient été enthousiasmés par cette idée. D'autant plus que l'Opus Dei s'occuperait de la formation chrétienne des jeunes !

Ce projet était porteur de nombreux rêves professionnels, spirituels et humains, qu'il avait eus par le passé. Il était alors Premier Secrétaire Général de la Fédération des Associations Pédiatriques de l'Amérique Centrale et pour lui, un universitaire ne perdait jamais son identité : « C'est une condition qui ne se perd pas, et non une toge à enfiler et à enlever ». Il s'agit d'une grande responsabilité sociale, d'une profonde obligation de services rendus aux autres.

Alors, comme don Antonio nous l'explique, grand-père, Walter et Alfredo pensèrent à créer un Comité de Patronage pour mettre en route une instance qui prendrait en charge les finances, les aspects techniques et juridiques de cet établissement.

Aussitôt dit, aussitôt fait. Plusieurs amis furent sollicités : Juan Maegli, Ernesto Rodríguez Briones, Julio Obiols, Humberto Oliveros et plusieurs autres. Je pense que les noms de ces bons amis de mon père vous parlent à vous aussi.

Ils fixèrent la date de la première réunion de leur Comité. Et, juste la veille, le Président Castillo Armas fut assassiné.

Le 26 juillet 1957, alors que le Président avançait, avec son épouse, dans les galeries du Palais Présidentiel, un soldat de sa garde se mit au garde à vous. Quelques instants plus tard, il le mit en joue, appuya sur la détente. Le Président, atteint de deux coups, mourut sur le champ.

L'état de siège fut instauré. Or grand-père, qui n'avait jamais attendu des temps meilleurs, une conjoncture favorable, ne déclara pas forfait pour faire avancer le projet de Ciudad Vieja. S'il n'avait jamais nagé à contre-courant, il n'aurait jamais rien fait de sa vie !

Il s'adressa à ses amis, à ses connaissances pour leur demander d'apporter leur soutien à ce projet, en leur expliquant qu'il était au bénéfice de Dieu et pour le bien des autres. « Tout le monde est très gêné lorsqu'il s'agit de demander de l'argent – disait-il –, mais pas moi ! »

Quelle humilité, n'est-ce pas ? Qui ne ressent pas une certaine gêne lorsqu'il doit demander de l'argent à d'autres, d'autant plus s'il est haut placé, en sachant qu'il essuiera des refus, même si c'est pour la bonne cause ?

Comme toujours, il alla de l'avant. On m'a dit qu'il versa tous les mois à ce projet le traitement qu'il percevait dans l'un des hôpitaux où il travaillait. 70 quetzales par mois, soit 1 500 quetzales de nos jours, autrement dit le salaire d'un fonctionnaire aujourd'hui. En ce temps-là, 5, 10 ou 50 quetzales étaient déjà des sommes importantes.

Ils trouvèrent le siège de cette Résidence dans le quartier de Ciudad Vieja. Ils signèrent le bail au mois d'août. Leur établissement pris le nom du quartier.

Ma mère qui l'avait toujours épaulé, apprit un jour qu'une maison de jeux clandestins avait fermé et que tout était mis aux enchères. Des tableaux, de la vaisselle, des tables, des tentures. Grand-père rechigna, assez dégoûté d'avoir à mettre les pieds dans un tel endroit. Mais il s'y rendit quand même et découvrit des rideaux en velours vert qui pourraient bien servir pour leur Oratoire. Il les acheta, tout en se disant : « Belle façon de sanctifier les choses ! Ces tentures vont aller de la roulette au lieu le plus beau que l'on puisse imaginer ! »

En fin d'année, 12 décembre 1957, en la fête de Notre-Dame de Guadalupe, Mgr Rossell, qui encourageait et soutenait grandement l'Opus Dei, bénit l'immeuble de Ciudad Vieja.

Grand-père, à sa grande joie, réalisait encore un grand rêve personnel.

Par la suite, on bâtit sur mesure un Centre Universitaire plus vaste. Les Pino, ses grands amis, lui offrirent le terrain. Les plans furent établis, les contrats, signés l'année suivante. Il avait l'habitude d'aller à Mexico tous les mois de décembre. Cette fois-ci ma sœur Clémen l'accompagna. Et là, il se dit, en pensant à ce nouvel établissement universitaire :

– Il va falloir une première pierre. Je vais la leur apporter !

Et au Sanctuaire de la Villa de Guadalupe, il acheta une statue de la Sainte Vierge en bronze, première pierre de la nouvelle Ciudad Vieja. Quel meilleur fondement de cette maison que la protection de la Très Sainte Vierge ?

*

Lorsqu'il prit sa retraite, le projet Ciudad Vieja lui tenait toujours très à cœur, et il s'y investit à fond.

« Le jour de mes soixante-dix ans – racontait-il –, en juin 1959, je choisis de dire au revoir à mes 25 années de services à l'Hôpital San Juan et à ma Chaire de Pédiatrie. J'avais plusieurs raisons importantes d'agir ainsi.

D'une part, j'avais des collaborateurs performants, tout à fait en mesure d'assumer la Direction de ces deux activités. De fait, je partageais déjà mes responsabilités avec eux et j'avais envisagé l'heure de les laisser voler de leurs propres ailes.

Par ailleurs, j'étais puissamment attiré par l'idée de dégager du temps pour me consacrer au Centre Universitaire Ciudad Vieja, où je m'étais déjà investi à temps partiel depuis 1957. »

À partir de là et jusqu'à la fin de sa vie, il mit toute son énergie au service de la formation intégrale des résidents de ce centre universitaire. Il aida les directeurs à mettre sur pied leur programme d'éducation et forma petit à petit plusieurs membres de l'Association pour qu'ils le remplacent le moment venu.

Il assurait toujours que Ciudad Vieja était son bain de jouvence.

*

Cependant n'allez pas croire qu'en prenant sa retraite il allait rester sans rien faire. Au contraire ! Ce fut un temps de plénitude, sous de nombreux aspects. En mai 1957, en tant que représentant du Conseil de l'Enfant de l'UNICEF, il assista, à Monterrey, à un congrès de Psychiatrie. Mon oncle Francisco m'a confirmé que l'exposé de son frère frappa tellement les congressistes que le docteur Solis Quiroga, président du Congrès, lui proposa, vingt-minutes avant, de prononcer, au pied levé, leur Discours de Clôture.

– Mais je ne suis pas psychiatre, répliqua-t-il.

– Qu'à cela ne tienne, dit Salis Quiroga. Ce qui m'intéresse c'est votre identité d'humaniste, votre façon de percevoir le monde avec cet humanisme que nous avons tous pratiquement perdu. Faites-nous le plaisir de prononcer ce discours.

Grand-père s'exécuta.

*

Ce fut une période très belle dans notre famille. Le 3 septembre 1958, ma sœur Clémen se maria. Grand-père qui avait déjà marié son fils José Ernesto, avait encore trois enfants à la maison, deux très jeunes, ma sœur Sofia, seize ans, mon frère Roberto, neuf ans et moi qui allais bientôt avoir deux ans.

Il avait à peine fini de changer mes couches quand il apprit l'art d'être grand-père.

Nous y voilà. Mon enfance ? Nouveau rendez-vous pour en parler, d'accord ?

Avec toute mon affection,

Papa

Neuvième lettre. 1958-1965

16 février 2000

Jorge, Paola et Diego, mes chéris !

Je rêve souvent de mon père. Je me vois, tout petit, sur son cheval blanc, les mains sur sa ceinture, chevauchant dans les bois de San Juan Sacatepéquez, comme ce matin où il apprit…

Le 1er janvier 1963, installés à Santa Clotilde, le matin nous étions allés tous ensemble à la Messe. Grand-père et moi, nous partîmes, à cheval pour aller présenter nos vœux de nouvel an au docteur Argueta qui habitait tout près.

Là, il apprit que maman avait eu un malaise.

Nous sommes rentrés sur-le-champ. Elle venait d'avoir une hémorragie cérébrale. Il l'a tout de suite ramenée à Guaté pour l'hospitaliser à Bella Aurora où elle fut opérée par les docteurs de la Riva et Sosa.

Son état était grave. Elle était inconsciente, et ne put jamais reprendre ses esprits. Ce fut un énorme choc pour lui, et la première fois que je vis mon père pleurer.

L'avis des médecins fut de refroidir son corps pour éviter des séquelles et empêcher une détresse vitale. Et mon père, qui savait que maman avait horreur du froid, se débrouilla pour la placer nuit et jour sur des lits de glace.

Il n'y avait rien d'autre à faire. Elle demeura huit jours à l'hôpital où elle fut opérée plusieurs fois, en vain. Finalement, il la ramena chez nous, le corps à moitié paralysé.

Il loua un lit à l'hôpital qu'il fit tapisser de lin, pour lui montrer son amour. Maman, toujours inconsciente, ne communiquait plus.

Elle qui avait de si beaux yeux ne pouvaient plus les fermer, et ils ont commencé à s'atrophier.

Le docteur de la Riva conseilla de lui coudre les paupières. Le docteur Arturo Quevedo prit sur lui cette charge pénible. Grand-père, le cœur brisé, l'assista.

Un mois et demi de maladie. Un temps très douloureux. Grand-père qui savait que, sauf miracle, maman, ne reprendrait jamais connaissance, s'occupa d'elle, de tous ses besoins, avec beaucoup de courage. Il accepta la Volonté de Dieu sans se révolter, sans créer autour de lui une ambiance tragique. Il discuta avec mes grands frères et sœurs dans le désarroi. Quant à maman, il lui procura toute l'assistance spirituelle possible.

Beaucoup d'amis l'ont entouré. En repartant de chez nous, ils avaient l'impression d'avoir été consolés eux-mêmes.

Il ne demandait à la Sainte Vierge que la grâce de la prendre un samedi[1]. Et sainte Marie l'écouta : Maman s'en est allée samedi 16 février 1963.

J'ai ainsi daté ma lettre de ce jour, trente-septième anniversaire de son départ.

Une veillée de prière près d'elle eut lieu ici, chez nous, avec notre archevêque, Mgr Rossell qui l'aimait tant et qui dit la Messe « *corpore insepulto*[2] », devant elle, dans sa chambre.

*

---

1 La Vierge Marie a promis d'emmener au paradis les personnes qui portent le scapulaire du Carmel le 1er samedi après leur mort (NdE)

2 « Alors que le corps n'a pas encore été enterré » (NdE)

J'ai appris tout cela, au fil de mes années, de la bouche de grand-père et de mes frères et sœurs, car je ne garde aucun souvenir de ce mois. En effet, grand-père, sachant que tout allait se passer très vite, m'avait envoyé chez Manolo Lara, son ami dentiste.

J'ai toujours été convaincu que votre grand-mère était au Ciel où elle intercède pour nous. Quelques années avant son décès, à Noël 1957, don Antonio avait offert à mes parents un exemplaire de *Chemin*, avec une dédicace reprenant les mots de saint Josémaria : « Docteur : que Chemin vous aide, vous et votre femme, à chercher le Christ, à trouver le Christ, à aimer le Christ. »

« Ses bons désirs sont devenus réalité – disait mon père. En toute plénitude chez mon épouse, dès qu'elle fut accueillie dans le sein de Dieu, – ce dont j'ai la certitude morale parce qu'elle était très bonne –, et chez moi, grâce à l'espérance d'y arriver aussi. »

Après son décès, il fit en sorte que tous les samedis à six heures du matin, on dise une messe en l'église du Séminaire qu'il fréquentait et où il prodiguait gratuitement ses soins aux séminaristes. Cette messe est toujours dite en l'église du Sacré-Cœur.

Il assista à cet office durant plus de vingt-ans, en offrant à Dieu le sacrifice de se lever très tôt. Moi, je l'y ai parfois accompagné.

Ma mère nous a quittés trop vite. Papa était encore jeune. Jeune d'esprit ! À 64 ans, ce fut un coup très dur pour lui qui avait été profondément heureux avec elle pendant trente ans de mariage.

Aussi, l'un de ses amis fut étonné de le voir si serein lors des obsèques. Papa ne put s'empêcher de lui murmurer doucement : « Sache que cela ne s'improvise pas », autrement dit que cela faisait très longtemps qu'il acceptait la Volonté de Dieu et se préparait à traverser cette épreuve, le moment venu.

*

La vie suivit son cours. En juin 1964, ma sœur Sophie, votre tante, se maria. J'avais huit ans. Les mois suivants grand-père prépara l'hommage du peuple guatémaltèque à Mgr Rossell le jour du

50e anniversaire de son ordination, ses noces d'or. Dans la commission chargée des discours, il mit tout son cœur à prononcer le sien.

Ces festivités démarrèrent le 10 décembre. À 9 h, le programme prévoyait que des milliers de religieuses de différentes congrégations seraient à ce rendez-vous pour saluer l'évêque. Il y eut une Messe, des réceptions, après la consécration de l'autel et du chœur de la Cathédrale, flambant neufs.

Or le bon Dieu avait prévu que ce saint homme dise sa dernière Messe au Ciel. En effet, le matin même, quelques instants après avoir été accueilli à la Clinique Herrera, à 10h15, il fut emporté par un infarctus. Le pays fut consterné, et grand-père profondément affecté.

« Il a été intimement lié à ma vie – écrivit-il. Je puis dire qu'il a été la lumière et le nord de ma vie depuis que je suis revenu au Guatemala.

Depuis le moment où Piedad Garcia me le présenta, il a été le conseiller averti et opportun de tous les événements de ma vie.

Son sage conseil et son amour ont éclairé ma vie familiale. Il a suivi mon travail à l'hôpital et s'est réjoui avec moi dans notre Colonie. Il a été mon guide à l'Hospice.

Il n'y a pratiquement aucun événement de ma vie où il n'ait été aux premières loges : discret, simple, opportun, efficace.

Et sans hésiter, j'ose dire que ce fut lui qui me montra le sentier lumineux auquel j'étais appelé. »

Après son décès, Mgr Casariego le remplaça et il fut nommé cardinal par la suite. Ce nom ne vous dit rien ? Cet enfant orphelin, cireur de chaussures, dont Mgr Rossell s'était occupé ? Parfois, la vie nous réserve des surprises…

*

Et parmi les surprises de taille, il y avait celle-ci : grand-père se retrouvait avec un bébé à s'occuper, à élever et à chérir tendrement. J'étais pratiquement son enfant unique puisque en 1964, Ernesto,

Clémen et Sofia étaient déjà mariés et que Roberto partit en Espagne pour ses études de Médecine à l'Université de Navarre.

Grand-père fit de son mieux pour remplacer, dans la mesure du possible, la tendresse d'une mère. Pourtant, je n'étais pas trop perdu car, à l'époque, ma grand-mère Sofia, la maman de ma maman, était venue habiter chez nous. Mon père l'appelait « Mère » et nous « Mamia ».

De fait, ma mère, pressentant qu'elle allait partir avant mon père, avait tout fait pour que je m'attache à lui. Aussi, j'étais encore petit lorsque je l'accompagnais dans ses visites aux malades et que je l'attendais dans sa voiture. Nous étions vraiment très unis.

Lui pensait, logiquement, que maman allait partir après lui puisqu'il avait onze ans de plus qu'elle. Mais le bon Dieu en a disposé autrement.

Après la mort de ma mère, les relations de grand-père avec mes frères et ma sœur se sont adoucies. Auparavant, m'a-t-on assuré, il était très exigeant avec eux parce qu'il comptait sur la tendresse de maman pour compenser son caractère. Après, il changea du tout au tout.

Il rêvait de me voir grandir. « Vais-je voir mon petit après son bac ? – se demandait-il. Le verrai-je ensuite à l'Université ? »

Il prit soin de moi comme un jeune papa de vingt-ans. Je m'en aperçois maintenant. Il me disait :

– Prépare-toi, José Luis : la semaine prochaine nous partons à Río Dulce !

Je me dis que, à soixante-dix ans, cela ne devait pas l'enthousiasmer d'aller à Río Dulce. Il m'y conduisait pour que je puisse m'amuser, moi qui avais dix ans. Nous y passions quelques jours pendant la Semaine Sainte, du samedi de la Passion au Mercredi Saint. Arrivés à Tikal, nous logions dans bungalow inconfortable, mais en pleine forêt. Blotti contre lui, j'entends encore les cris des singes, la nuit, dans l'obscurité.

Il a été mon meilleur ami. Nous nous aimions à la folie. Après la mort de maman, il aurait pu se replier sur lui-même, se plonger dans sa tristesse, pleurer son absence. Or en pensant à nous, il chassa son amertume. Il comprit que ses enfants, et surtout moi, avions besoin de sa joie et de son sourire.

Savoir surmonter ces circonstances est un vrai don de Dieu. J'ai toujours pensé que ce fut maman, du haut du Ciel, qui lui obtint cette grâce, par l'intermédiaire de la Sainte Vierge.

*

Adolescent, en pleine jeunesse, – vous avez du mal à le croire, mais moi aussi j'ai eu quinze ans –, je trouvais chez lui un confident et je lui racontais tous mes problèmes, petits ou gros. Il m'apprenait à les résoudre, sans s'étonner de quoi que ce soit. J'avais une confiance totale en lui. Il me manque tellement ! J'aimerais encore pouvoir le consulter sur tant et tant de choses !

Il m'écoutait, me comprenait, en dépit de notre grande différence d'âge. Cinquante-sept ans de plus que moi !

Par la suite, c'est la vie, lorsqu'il perdit de ses forces, ce fut son tour de compter sur moi. Je vous en parlerai dans mon prochain courrier. Je vous embrasse. Je vous écris dans quelques jours.

Papa

Dixième lettre. 1965

18 février 2000

Mes chers Jorge, Paola et Diego !

Comme tant de chrétiens, grand-père rêvait d'aller, en pèlerin, à Rome, sur la tombe de saint Pierre. Son désir fut comblé en octobre 1965. Après une escale à Madrid où il fit le tour de grandes initiatives apostoliques [promues par des fidèles de l'Opus Dei] – le lycée technique Tajamar, dans un quartier ouvrier et Molinoviejo, un grand centre spirituel, près de Ségovie –, il partit pour Rome pour y accomplir son vœu le plus cher : se trouver près du Vicaire du Christ et prier sur la tombe de l'apôtre Pierre.

Don Pedro Casciaro, prêtre pionnier du travail apostolique de l'Opus Dei au Mexique, l'y accueillit le 9 octobre et l'introduisit à Villa Tevere, où habitait son Fondateur.

Voici les notes que, conscient de l'importance de cette rencontre, grand-père prit à la fin de cet échange.

« D'un moment à l'autre, le Père allait arriver. Étonné de n'en avoir aucune gêne, de ne pas être intimidé, j'étais comme un enfant avide, qui n'a pas revu son père depuis longtemps, dans un esprit de confiance imprégné d'un grand amour.

À l'instant zéro de ma vie, la porte du petit salon s'ouvrit, le Père était sur le seuil, de taille moyenne, aux cheveux noirs, aux traits avenants ; il avança d'un pas décidé. Un sourire accueillant éclairait son visage. »

Il fut touché par la joie de son Fondateur.

J'ouvre ici une parenthèse pour vous dire que son grand ami, Samuel Camhi, un juif pratiquant, chef d'entreprise, coopérateur de l'Œuvre, avait eu la même impression le jour où il salua Josémaria Escriva. Lorsqu'il crut bon de lui rappeler qu'il était Juif, le fondateur le reprit tout de suite :

– Viens dans mes bras, mon fils, toi aussi tu es fils de Dieu !

Suite à cet échange mon père nota : « Samuel m'a avoué que personne ne lui avait jamais réservé un accueil aussi sincère, si affectueux ».

Je ferme ma parenthèse pour vous en parler un autre jour.

*

Les premiers mots du Père, juste avant qu'ils ne s'assoient, l'ont un peu dérouté :

– Mon fils, qui es-tu venu voir ? Je ne suis qu'un pauvre pécheur. J'ai commis beaucoup de fautes, sais-tu. Certaines dont je suis conscient et que je rectifie et d'autres à mon insu, j'en ai peur.

Il lui confia son amour du Pape, de l'Église, lui rappela quelques idées fondamentales du christianisme pour qu'il les transmette à d'autres. « Il est urgent d'avoir une doctrine claire », lui dit-il en lui demandant très gentiment :

– Comprends-tu clairement ce que je dis ?

Il insista sur la nécessité d'aimer tout le monde sans différences.

– Nous devons les aimer tous, même s'ils ne pensent pas comme nous, mêmes s'ils sont contre nous !

Il lui recommanda de respecter la liberté d'opinion culturelle, politique, idéologique des autres et d'apprendre à céder, tout en lui expliquant bien le fond de sa pensée :

– Cela ne veut pas dire que le mal et le bien se valent, mais que tu ne saurais faire de concessions sur la doctrine de l'Église. Ce dépôt ne t'appartient pas. En ce domaine, il te faut montrer une sainte intransigeance. Avec ton amour et ta compréhension, tu peux rapprocher beaucoup d'âmes de Dieu alors qu'en polémiquant, en te disputant, tu ne feras que les en éloigner.

De temps en temps, il reprenait :

– Vois-tu, mon fils ? Je ne suis qu'un pauvre pécheur. Nous devons tous nous sentir pécheurs devant Dieu Notre Seigneur.

Il lui confirma que dans l'Opus Dei, la vocation est unique. Une seule pour tous, prêtres, fidèles célibataires ou mariés.

– C'est clair : il n'y a pas de vocation différente pour les prêtres, les numéraires ou les surnuméraires. Le Seigneur tient à nous accorder la même vocation à tous, là où Il nous a rencontrés et dans les circonstances où Il nous a trouvés.

De ce fait, nous n'avons tous qu'une même marmite pour nous nourrir : l'amour de Dieu.

– Dans l'Opus Dei, nous puisons tous dans la même marmite. Personne n'a la sienne, elle est la même pour tous. Toi, tu y plonges ta cuillère et tu te sers à ton gré, tout comme moi.

À la fin de cet échange, le Père lui confia quelque chose qu'il n'a jamais oubliée :

– Dieu veuille que toi et moi, nous arrivions à puiser dans cette marmite-là, au Ciel.

*

Cet échange, de plus d'une heure, le marqua profondément. Il confirmait et scellait son don personnel à Dieu. Ce don de soi à Dieu fut toujours très généreux, sous tous rapports. Financièrement parlant, par exemple. Dites-vous qu'avec tout ce qu'il avait gagné dans sa vie, il aurait pu s'acheter une grosse maison, en profiter pour s'y installer aisément. Or il choisit de ne pas bouger d'ici, de rester chez lui, avec les meubles qu'il avait achetés à son mariage, en vivant sobrement.

Que fit-il de son argent ? Il le distribua largement aux autres. À ses enfants, à l'Église, aux apostolats de l'Opus Dei, aux gens dans le besoin. Pour tout vous dire, il donna la demeure de San Juan, où il avait été si heureux avec grand-mère, au profit d'œuvres sociales d'alphabétisation et d'éducation d'adultes.

Il ne fut jamais tenté par une vanité ostentatoire. Il ne fit qu'un seul voyage en Europe avec grand-mère, un séjour de travail au profit du Guatemala, puisqu'ils y ont rapporté le vaccin contre la tuberculose. Excepté deux voitures neuves, il n'a jamais eu que des véhicules d'occasion. Il a toujours vécu sobrement, sans excès.

*

En 1975, dix ans plus tard, grand-père retrouva encore une fois son fondateur quand celui-ci vint au Guatemala. « Il est venu avec une seule idée en tête, – écrivit-il – : parler de Dieu. Et c'est ce qu'il fait à longueur de journée dans des réunions restreintes ou individuelles, et devant des foules, dans de grands rassemblements. En dépit de la dimension gigantesque de ces réunions, l'ambiance de famille était toujours au rendez-vous. Nous avons vu, dans plusieurs films, le Père se livrer sans mesure. »

Il fit un long récit détaillé de l'arrivée du Fondateur au Guatemala, le 15 février 1975. Il le décrit épuisé, après de longues semaines de catéchèse partout en Amérique et un épisode de grippe qu'il attrapa dès son atterrissage. Cela l'empêcha de retrouver des centaines de personnes venues à son rendez-vous.

Cet état de santé ne lui permit d'animer que trois échanges. Grand-père fut présent à celui du 18 février, initialement prévu uniquement avec des prêtres.

Pourquoi à ce rendez-vous-là ? vous demandez-vous sans doute. Parce qu'il eut lieu à Ciudad Vieja et que grand-père y travaillait dans son bureau ; il arriva à suivre l'intégralité de la réunion depuis sa fenêtre.

« Ce fut la première fois que j'eus l'occasion de voir le Père au Guatemala alors que je n'avais jamais oublié ma visite à Rome en 1965. Le fait de le voir et de l'écouter provoqua chez moi des sentiments contrastés. La joie, tout d'abord, mais par ailleurs le souci de constater que le Père n'allait pas bien.

Son écho n'avait pas la force que je lui connaissais, et que nous apprécions maintenant dans les films. Ses gestes manquaient de sa vivacité habituelle, ses traits exprimaient sa douceur mais sans la force de toujours.

Il me semblait qu'il s'efforçait d'être présent, et ceux qui ne l'avaient jamais vu ne se rendaient compte de rien.

Mais le contenu de ce qu'il nous disait, la vigueur et la force de ses arguments, la rapidité et l'opportunité de ses réponses, l'énorme charge spirituelle qui se dégageait de tout ce qu'il exprimait, n'avaient changé en rien. »

Les paroles que saint Josémaria adressa aux prêtres ont profondément touché mon père. Les prêtres devaient se consacrer à confesser, à prêcher la Parole de Dieu avec fidélité, en toute obéissance à leur évêque dont ils seraient toujours respectueux. Ils étaient les porteurs de leur amour l'Eucharistie.

On appela grand-père pour le saluer.

– Quelle joie de te revoir, que Dieu te bénisse mon fils !

Le Père le reçut encore une fois, ce jour-là, à 16h avec ses amis Raphaël et Mary Pinol, qui avaient tellement aidé les projets apostoliques. Ils partagèrent des minutes inoubliables avec saint Josémaria qui avait tenu à les revoir alors qu'il était très malade.

« Le Père, toujours cordial et affectueux est venu nous trouver dans un petit salon, écrivit grand-père. D'emblée, il s'est adressé à Mary :

– Ma fille, je sais combien ton aide envers l'Œuvre a été précieuse et je t'en suis profondément reconnaissant.

Ce à quoi Mary répondit :

– Père, avec mon mari, nous avons été très heureux du service rendu à l'Œuvre. C'est nous qui vous remercions de nous avoir permis de le faire.

Et le Père, avec son expression sincère et sa vivacité, lui dit :

– En effet, ma fille ; si tu ne me l'avais pas rappelé, je te l'aurais quand même dit. Nous devons être reconnaissants à Dieu qui nous permet de le servir.

Le temps passa à toute vitesse. Nous étions conscients de l'effort que le Père faisait, en prenant sur lui de ne pas être parti se reposer.

Puis, il ajouta :

– En ce monde, nous ne sommes que de passage. Je vais vous donner la bénédiction pour ce voyage.

De cours instants qui nous ont comblés, Mary et moi, d'une reconnaissance profonde. C'était clair, nous étions tenus de rendre grâces à Dieu qui nous permet de le servir. »

*

J'ai encore trouvé beaucoup de récits de grand-père, mais j'arrête. Il est déjà tard. Le poète le dit à ma place : « *Il est minuit, je m'endors. Attendons que demain arrive encore.* »

Avec toute mon affection,

Papa

Onzième lettre. 1965-1971

30 mars 2000

Jorge, Paola et Diego, mes chéris,

J'ai suivi, à la télévision, le voyage du Pape en Terre Sainte. J'aurais aimé tout enregistrer. À propos, Jorge, te souviens-tu de comment tu aidais grand-père à régler les chaînes ? Il avait beaucoup de mal à bien comprendre la notice d'utilisation.

Ce séjour inoubliable du Pape fut historique. Dieu lui accorda les forces de se rendre et de prier au Sinaï, à Nazareth, à Bethléem, au Saint-Sépulcre.

Moi, j'attendais sa rencontre avec les Rabbins, je vous dirai pourquoi. J'ai donc téléchargé son discours dont voilà les derniers mots :

« Nous partageons beaucoup de choses. Nous pouvons beaucoup faire ensemble en faveur de la paix, de la justice, d'un monde plus humain et fraternel. Puisse le Seigneur du Ciel et de la Terre ouvrir devant nous une nouvelle ère, pleine de fruits, de respect et de compréhension mutuelle, au profit de tous ».

Ce sont pratiquement ces idées que Samuel Camhi, l'ami juif de grand-père, dont je vous ai parlé, exprimait, il y a presque trente ans.

Samuel était un chef d'entreprise très connu au Guatemala. Chez lui, on appréciait tellement grand-père qu'il était devenu « l'oncle Neto ». Je suis moi-même ami de ses enfants.

Salomon Elias, son gérant, présenta Samuel à grand-père, au début des années soixante. Mon père lui demanda alors d'offrir des bourses aux étudiants sans ressources de Ciudad Vieja. Suite à quoi, ils sont devenus très amis. Ils avaient beaucoup de choses en commun : le même âge, les mêmes souffrances pendant leur jeunesse. Samuel avait été profondément marqué par la souffrance pendant son enfance. Depuis, ils partageaient tous les deux le désir d'aider les jeunes et les personnes dans le besoin.

Né à Smirne, au sein d'une famille séfarade, très pauvre, Samuel avait perdu son père à l'âge de deux ans. Sa mère déménagea alors avec ses trois enfants à Jérusalem. Ce fut très difficile pour elle ; finalement, elle accepta, alors qu'il n'avait que quatre ans, que la famille Camhi, un couple séfarade, l'adopte.

Il en fut profondément marqué. Il n'avait jamais oublié les images des enfants affamés, mal habillés, traînant dans les rues de Jérusalem, au début de la Guerre mondiale. Lui-même était scolarisé dans un collège français qui ferma à la fin de la guerre, ce qui mit fin à son rêve de poursuivre son cursus à Paris.

Paris ! Si l'histoire avait tourné autrement, ils se seraient retrouvés en France. Les deux avaient rêvé de Paris. Ce vœu que grand-père avait réalisé, et dont Samuel ne put profiter.

Au début des années vingt, les parents adoptifs de Samuel moururent ; il se retrouva encore tout seul et décida d'émigrer en Amérique. Et en 1924, il débarqua au Guatemala, dépourvu de tout. Trois ans plus tard, il avait déjà une petite boutique, le magasin *Mi Amigo*. Ce commerce commençait à prospérer lorsque la crise de 1929 le remit au point de départ.

En se heurtant à mille difficultés, et à force de travail, il s'en sortit et créa une fabrique de vêtements pour enfants, une autre de jouets et une usine de tissus.

Ce fut alors qu'il rencontra grand-père et qu'ils devinrent amis. En 1963, Samuel fut invité à Junkabal, un centre crée par les femmes de l'Opus Dei, dans la zone 3, près de la déchetterie. Une zone de misère.

Samuel comprit qu'elles travaillaient pour aider des femmes dans la misère, et il les aida avec une forte somme d'argent. Par la suite, le 15 mai 1971, lorsqu'on inaugura le nouvel établissement de Junkabal, grand-père fit cet éloge de son ami :

« Samuel a été un commerçant aux vues très larges, qui a réussi à amasser beaucoup d'argent dans son coffre-fort.

Or ce trésor a filé, par la porte de son cœur, au profit de bonnes œuvres. Il apporte du pain là où on a faim ; il apporte la joie dans les larmes et la possibilité d'avancer là où la situation est la plus difficile, comme ici, à Junkabal.

Aussi, dès qu'il perçut l'esprit de service qui anime les œuvres de l'Opus Dei, dès qu'il rencontra Junkabal, il fut touché par ce projet, avec lequel il collabore depuis 1964. Merci, Samuel. Junkabal, cette école dont l'objectif est d'aider tous ceux qui veulent s'en sortir, sans regarder ni les races, ni les conditions sociales, économiques ou religieuses, tient bon le vent !

En nous dévoilant votre amour des autres, vous avez réalisé ce que vous vous étiez promis de faire à Jérusalem, lorsque vous étiez petit, un enfant qui valait ce que valait son cœur. »

Samuel, bouleversé, avait les larmes aux yeux quand on dévoila la plaque placée sur les murs de Junkabal :

La Fondation Samuel Camhi
Le Comité de Patronage, les enseignantes
et les élèves de Junkabal
à

DON SAMUEL CAMHI,

un hommage éternel
pour sa générosité, son altruisme
sa sensibilité et son dévouement
à la jeunesse.

« C'est un jour très particulier pour moi – ajouta Samuel. Dieu m'a donné la vie et la chance de pouvoir tenir ma promesse de toujours aider les pauvres. Je remercie de tout mon cœur le Divin Créateur de l'Univers pour tout ce que j'ai reçu de Lui.

Les Hébreux et les Catholiques sont tenus de vivre ce commandement divin : "Aime ton prochain comme toi-même". Mais l'égoïsme humain nous empêche souvent de le faire. Or si nous arrivions tous à vaincre notre égoïsme et à nous aimer davantage, le monde tournerait autrement ».

Concernant grand-père, à cette période-là, le 3 octobre 1969, l'université San Carlos lui accorda la Médaille Universitaire, sa plus haute distinction.

Puis, le 26 janvier 1970, à la fin de la soirée, Mary de Pinal lui communiqua que sœur Maria Teresa Vanegas était morte dans un accident. Elle était en mission au Nicaragua, en voiture, lorsqu'elle fut écrasée par un train. Elle partit directement au Ciel.

« Cette terrible nouvelle me prit au dépourvu et m'anéantit – écrit-il lorsqu'il évoque ses années à l'Hospice, cette tâche que je n'avais acceptée que pour un court laps de temps et qui fut mon travail durant des mois et des années.

Nous avons travaillé dur ensemble, lutté, affronté des peines et des joies…

En effet, ce qui compte vraiment, ce qui vaut vraiment la peine, c'est l'amour qui transforme tout ce que nous faisons dans la vie, cet amour qui donne un sens aux petites choses.

Accomplir la mission que le Seigneur nous confie, chacun à sa place, sans s'en départir. »

Et voilà, ce sera tout pour aujourd'hui.

Je vous aime !

Papa

Douzième lettre. 1972-1974

23 juin 2000

Mes enfants chéris, Jorge, Paola et Diego !

J'ai mis du temps à trouver des choses à vous dire sur le parcours de mon père de 1972 à 1973 et finalement je suis tombé sur une longue lettre du 23 juin 1973, écrite il y 27 ans, jour pour jour.

Grand-père l'avait intitulée « récit d'un samedi ». La voici en son intégralité.

« Samedi 23 juin 1973

Ce que je vais raconter succinctement est arrivé, aujourd'hui, en ce samedi, jour de la semaine où je voue toujours à Notre Mère ma tendresse la plus filiale.

Il m'a été donné, durant huit heures, de vivre une série d'événements qui, comme des flèches lancées par le Saint-Esprit avec sa force, son amour et sa compréhension, ont transpercé mon âme.

Je vais brièvement les évoquer, afin de délivrer mon cœur de leur oppression.

À midi, en cet endroit charmant qui semble se détacher de la terre pour nous approcher du Ciel, à Altavista, notre Centre de Rencontres[1], au moment du déjeuner, je me trouvais avec don Antonio,

1 Un « centre de rencontres », comme Altavista, est un lieu dans lequel l'Opus Dei organise des retraites spirituelles, des séminaires de formation, etc.

Enrique, Julio, Victor et Oscar. Nous avions aussi invité notre très chère amie Mary qui a tant fait pour l'Œuvre.

De quoi s'agissait-il ? D'un déjeuner cordial pour discuter des démarches à faire concernant le terrain sur lequel nous allions construire El Roble, un collège de garçons.

Un déjeuner de travail avec un objectif précis. Cet établissement allait être un vivier de vocations de parents et d'enfants, le lieu de formation de cette jeunesse que d'aucuns s'acharnent à dévoyer, à pervertir.

J'ose avouer ici qu'à la fin de mon déjeuner, je suis toujours rattrapé par un sommeil qui me demande tous les jours une sieste, petite, mais impitoyable.

Au bout de ce repas et après la réunion entre amis, j'aurais été en droit de faire une petite sieste réparatrice. Or, malheureusement, ce jour-là, j'avais un engagement que je ne pouvais pas annuler.

Je devais retrouver à Junkabal, notre école de formation professionnelle pour la femme, un groupe de filles, étudiantes en Médecine, que j'avais convoquées pour organiser avec elles une étude médicale sur la santé des élèves.

Une jeune femme de 19 ou 20 ans était à la tête de ces 5 étudiantes. Son visage trahissait son cœur. Je les y ai retrouvées, et très sérieusement elles étaient en train d'examiner des patients, et je leur ai donné quelques orientations précises.

Nous avons travaillé durant presque deux heures et à la fin, Béatrice, notre jeune leader, réussit à convaincre ses camarades d'assister à la méditation et au Salut du Saint Sacrement qui avait lieu à Verapaz, leur foyer d'étudiantes. Je les y ai déposées. Elles ont rejoint un groupe nombreux de filles.

À Junkabal, la directrice travaillait avec deux de ses assistantes, et avec Lidia, préposée à l'accueil, son vaste terrain apostolique

---

Le terme espagnol est « casa de retiros » ou « casa de convivencias » (d'où la traduction classique en français de « centre de rencontres »)

[…]. Il y en avait une autre qui avait rassemblé un groupe d'employées de maison. En silence, elles assistaient à une récollection mensuelle que prêchait don Antonio L.

Mon esprit fut frappé par tant de jeunes tellement attachés à leur formation spirituelle.

Je suis rentré chez moi vers 18h. L'heure de la sieste était passée. Sur ma table, j'avais le petit opuscule de l'homélie de saint Josémaria intitulée « *Vie de foi* », que je lus avec plaisir. Je sentais que ma capacité à comprendre était très vive.

Vers 18h45, je décidai de me rendre au Centre d'Étude Supérieures, où j'assiste, normalement tous les samedis, à la Méditation prêchée aux jeunes étudiants pour me recueillir toujours avec eux au moment du Salut au Saint Sacrement. Ils étaient trente ou quarante.

Par ailleurs, Don Gustavo s'adressait de son côté à un groupe d'une trentaine de garçons qui remplissaient la petite chapelle. Un discours très construit et profond : le jeune égoïste qui ne sait ou ne veut pas se donner soi-même est comme une semence bloquée dans une grosse capsule qu'elle ne peut pas percer et qui l'empêche de sortir. Elle ne devient donc pas une plante, elle ne donne aucun fruit. Elle meurt comme l'avare qui s'isole avec sa cassette.

Puis, le Salut Solennel ! Des nuages d'encens emportaient notre prière. Cette nuit-là, j'ai bien dormi et je me suis réveillé un peu plus tôt que d'habitude, vers 6h30.

Petit à petit, les événements de la journée précédente ont défilé dans ma tête avec un sens plus clair et plus profond.

C'est dans ce monde-là que nous sommes plongés. Alors que sévit une campagne diabolique pour chasser le Christ de nos cœurs, voire de son Église, j'ai eu le bonheur de côtoyer des gens de tout âge, de toute origine, de toute classe sociale, des deux sexes, attachés à tout le contraire : à réinstaurer le Christ dans les cœurs, dans une mission d'apostolat et de prosélytisme, animée par l'Esprit Saint et étayée par la Sainte Vierge.

Dire que j'ai moi, aussi, le privilège de partager cette tâche idyllique ! »

*

C'était quelque chose de tout à fait normal chez grand-père ! Dès que quelque chose le touchait, il l'écrivait pour rendre grâces à Dieu. S'il avait été témoin d'un fait que quelqu'un d'autre aurait aimé connaître, il lui en faisait, de tout cœur, une description détaillée.

Par exemple, Le 28 septembre 1973, il fit le récit de la remise à l'Université du diplôme d'un neveu, mon cousin. Il avait alors 64 ans et comme il avait fière allure, il s'entendait souvent dire :

– Neto ! Tu es vraiment jeune !

– Du haut de mes soixante-quatre ans !

– Ça alors ! Tu n'en as pas l'air ! Je t'en aurais donné dix ou quinze de moins.

L'acte universitaire était théoriquement prévu à 20h, mais de fait il commença plus tard et finit à 22h. Lorsqu'il sortit, il pleuvait des cordes.

Mes oncles et tantes, mes cousins restèrent à bavarder dans les couloirs de la Faculté mais grand-père partit en voiture chez une autre sœur, boulevard de la Libération, où ils avaient tous rendez-vous pour fêter l'événement.

La zone du campus était très mal éclairée. La pluie était si intense que l'essuie-glace n'arrivait pas à maîtriser les rafales sur le pare-brise. Au rond-point du Trébol, l'éclairage était meilleur. Il a avancé jusqu'au feu rouge du croisement de l'Avenue de la Castellana et s'est garé de l'autre côté du boulevard.

Il pleuvait toujours autant. Il ouvrit son parapluie, marcha vers le boulevard et constata qu'il n'arriverait jamais à franchir un torrent d'un mètre et demi. Les voitures, à toute allure, soulevaient des vagues d'eau gigantesques.

Que faire ? Reprendre la voiture et longer la rue ? Il décida de continuer à pied dans une ruelle étroite, le long d'un mur, pour arriver jusqu'au pont sur la voie ferrée où débouchait la rue.

Autour de lui, tout était noir et solitaire. Au loin, on ne voyait que la porte éclairée d'un temple évangéliste. Il avança vers ce pont. Encore collé au mur, il sentit un coup sec à l'abdomen. Quelqu'un lui serrait le cou avec son bras. Il était victime d'une attaque.

Deux types, qu'il n'arriva pas à dévisager, le couchèrent par terre, en le poussant dans la boue. Très énervés, ils se mirent à lui arracher tout ce qu'il avait de valeur sur lui.

Voyant que son complice n'arrivait pas à lui ôter son alliance, celui qui lui serrait le cou dit à l'autre :

– Grouille-toi, prends-lui tout !

Soudain, ils le lâchèrent dans la boue et s'enfuirent en courant. Quelques secondes après, un agent de police le trouva par terre.

– Que vous est-il arrivé ?

– Je viens d'être agressé par deux hommes qui sont partis en courant par là-bas !

L'agent le quitta pour les poursuivre. Grand-père, plus sonné qu'auparavant après cette deuxième rencontre – celle de son Ange Gardien, assura-t-il par la suite – se redressa, commotionné et endolori. Il reprit son parapluie à moitié enfoncé dans la boue et, tout chancelant, il se remit à marcher, dans le noir.

Quand il sonna chez sa sœur, blême et tout couvert de boue, tous furent épouvantés. Ils n'arrêtaient pas de lui poser des questions.

– Ça va ! Ça va ! Ne vous en faites pas. Je vais bien.

Mes tantes l'ont aidé à se changer, et il leur a tout raconté. Il allait bien mais avait du mal à avaler et il avait très mal sous les côtes, au niveau de l'estomac.

N'importe qui, à son âge, après un malheur pareil, aurait été effrayé et totalement désorienté. Grand-père, qui tâchait de voir la volonté de Dieu partout, toucha du doigt l'amour du Seigneur. Afin de ne jamais oublier cette expérience, il en fit le récit en parlant à la troisième personne.

« Ce qui s'est passé n'a fait que raffermir chez lui une foi profonde, fort enracinée en Dieu, en un Dieu qu'il sent tout proche, si proche qu'Il vit dans son cœur, qu'Il se donne à lui tous les jours pour le nourrir, si près qu'il est intimement lié à toutes les activités de sa vie.

Pour lui c'est une évidence, dont il n'a pas le moindre doute. Dieu lui a octroyé une vocation divine, l'a appelé à son service, en le laissant à sa place, là où Il l'a trouvé : au cœur du monde, au sein d'une famille, avec son épouse et ses enfants, dans l'exercice de son métier, au cœur de tout son travail social.

Il sait tout aussi bien que, en dépit de son insignifiance, de sa misère et de ses erreurs, le bon Dieu a daigné faire de lui un instrument au profit des autres, de la communication de sa Parole, de son envie de les approcher de Lui.

Des dons qu'il doit rentabiliser. Et comme il ne prétend pas en avoir le moindre mérite, il sait qu'il ne les a reçus que gratuitement et que le bon Dieu lui demandera de rendre compte de sa gestion lorsqu'Il décidera de l'appeler à quitter ce monde.

Dans son esprit et dans son cœur, il a le vif sentiment que le bon Dieu est pour tout le monde – et particulièrement pour ceux qui l'aiment – le Père le plus aimant, le plus bienveillant que l'on puisse imaginer. Le meilleur de tous les pères et de toutes les mères du monde ensemble.

Grâce à la Foi, il est convaincu que le bon Dieu traite chacune de ses créatures individuellement, les appelle chacune par leur prénom et par leur nom. Que dans sa Bonté, il ne regarde pas que des foules, ou des inconnus, mais un être précis qui lui ressemble, un fils à lui, à nul autre pareil.

Saurait-on comprendre que dans l'immense fourmilière de ce monde, le bon Dieu arrive à reconnaître individuellement chacune de ses petites fourmis ?

Or, la Foi nous assure que Dieu est Tout-Puissant et que, de ce fait, Il est partout et avec chacune de ses créatures.

En même temps, Dieu est AMOUR, mais à degré tel que notre esprit humain ne peut concevoir. Son AMOUR est si grand que, pour nous racheter, Il nous a livré son Fils Unique.

Ce n'est qu'ainsi que l'on peut concevoir qu'Il veille sur chacun de nous en particulier, qu'Il s'efforce de nous rapprocher de Lui, alors que nous sommes moins que rien. »

Papa comprit aussi que grâce à cette agression, Dieu l'encouragea à travailler davantage à son service, à s'abandonner entre ses mains.

« Ce pauvre homme, frappé et humilié, tout sali, s'est tout de suite relevé, tout revigoré lorsque, à son grand étonnement, il a réalisé, que Dieu lui-même était intervenu. "Le Seigneur est ma lumière et mon salut, de qui aurais-je crainte ?"

Avec cet incident dramatique, le Seigneur lui a fait comprendre combien Il l'aime, Il lui a fait savoir qu'Il tient à ce qu'il s'investisse dans son travail fécond, sans se demander s'il lui reste encore beaucoup ou peu d'années à vivre.

Il sentit alors une confiance démesurée en Notre Mère, qui avait suivi son Fils sur la voie cruelle du Calvaire et qui, debout près de la Croix, l'entendit dire, avant qu'il ne rende son dernier soupir : FEMME VOICI TON FILS.

Finalement, rien de grave. Une immense frayeur, un beau costume abimé, un visage et des mains dans la boue, une douleur au cou et au ventre et quelques affaires perdues, pratiquement rien, somme toute.

Mais pour lui cet incident a eu un sens très profond. Il a senti dans sa chair que la présence réelle et aimante de Dieu Notre Père l'avait protégé, sauvé.

Ce que notre ami a vécu est un privilège que pas grand monde n'a la chance de connaître. Se savoir sur le point de mourir et avoir été miraculeusement sauvé. Et surtout, réaliser, – en être fermement convaincu –, que ce fut le Seigneur lui-même qui le releva, qui lui tendit sa main puissante : Lui, qui, sur la voie du Calvaire, fut obligé de se relever tout seul, sans aucun secours, et ce, trois fois de suite, afin d'atteindre le but de sa Croix Rédemptrice. »

*

Il y a aussi d'autres écrits sur des aspects spirituels, familiaux ou médicaux qui nous permettent d'assurer que grand-père fut un médecin des pieds à la tête, jusqu'à la fin de sa vie.

« Il fut médecin – constate Alejandro – au sens le plus large du terme. Le médecin qui cherche la santé de son patient et lutte avec acharnement contre la mort, dans l'exercice de sa profession avec un dévouement total. Et le docteur qui, si besoin, avec la santé du corps, procure aussi la santé de l'âme ».

Dans ce sens, j'ai des pages émouvantes qui évoquent la mort de sa belle-mère, ma grand-mère Sofia, Mamia.

Quand j'étais petit je trouvais tout à fait normal qu'il l'appelle « Mère » et qu'il soit très gentil avec elle. Aujourd'hui, je comprends qu'il était tendrement attaché à sa belle-mère. Ils cuisinaient ensemble, il la conduisait partout, il prenait soin d'elle comme de sa propre maman.

Mamia s'est éteinte petit à petit au long de l'année 1973. Alitée depuis le mois octobre, grand-père a toujours été à son chevet pour lui faire une lecture, pour la distraire, dire le chapelet avec elle, la consoler.

Sa santé déclina en novembre. C'est alors que mon père fit le récit « des derniers jours d'une mère », pour nous tenir au courant, nous, ses petits-enfants, de ce qui s'était passé.

Notez bien, mes chers petits, que l'amour le poussait encore, comme en tout ce qu'il faisait.

« Jeudi 15 novembre 1973

La nuit n'avait pas été trop mauvaise. Elle s'était endormie vers 23h d'un sommeil apparemment normal. Vers (là, je n'arrive pas à lire) la douleur la réveilla, comme c'est souvent le cas. On lui donna un cachet.

Cette nuit-là, je dormais dans sa chambre. Elle a toujours aimé que je sois près d'elle. Avec mon affection, elle se sentait sans doute plus protégée quand j'étais près d'elle. Cela arrive quand on est malade ou vieux. On retourne en enfance ; or les enfants aiment se sentir entourés, ils dorment plus paisiblement.

Mon réveil sonna à 5h15, comme d'habitude. Elle me dit : « Je ne sais pas ce que j'ai, mais je me sens mal et ce n'est pas une douleur ». Cela lui était déjà arrivé samedi dernier, avec une crise de tachycardie très forte.

En effet, c'était bien ça. Une crise d'arythmie cardiaque. J'eus du mal à saisir son pouls et encore plus à compter ses battements. La tension au plus bas. Le malaise était profond.

Sur-le-champ, j'ai eu l'idée de lui donner un cachet de Segontus et d'attendre son effet. Je n'osai pas lui administrer du Digilamid de crainte de produire un surdosage.

Je ne l'ai plus du tout quittée, assis sur le bord de son lit où je fis mon oraison habituelle.

À 6h30, je me suis absenté pour ma toilette. Au retour, elle me dit qu'elle allait toujours aussi mal et me demanda de ne pas la quitter. Elle savait qu'à cette heure-là, j'avais l'habitude d'aller à la Messe.

Je suis resté. Le pouls incontrôlable, très bas, 140 pulsations par minute.

J'appelle le docteur Carlos de la Riva, je lui en parle. Il me dit qu'il arrive tout de suite. C'est fait. Il pense que le tableau est alarmant, que son cœur peut entrer en fibrillation.

Nous avons appelé le docteur Alfredo Saravia ; Carlos était toujours à son chevet. J'ai passé un coup de fil à Maria et à José Luis, ses enfants.

Carlos de la Riva s'en occupe comme s'il s'agissait de sa mère. Dès qu'il arrive, il l'embrasse sur le front, sa voix est toute douce et consolante. La main de ce sympathique chirurgien la caresse avec la douceur d'un enfant.

En demeurant à ses côtés, il la réconforte. Elle parle peu, sa respiration est saccadée.

Sa présence me réconforte. Je me sens aidé et compris.

Vers 9h, en moins d'une seconde, un (Je n'arrive pas à lire) se déclenche. Son pouls passe de 140 à 88 et ses battements se régularisent. La tension se normalise. Le Dr Savaria arrive à ce moment-là [...].

Mes collègues-amis étaient toujours là à l'arrivée du P. Juan que j'avais prié de venir avec la Sainte Communion. Soulagés de le voir, nous le recevons avec un profond respect, et en silence, bien entendu.

Au milieu de la pièce, une petite table ronde, avec un plateau en marbre, couvert d'une nappe en lin, avec deux petits chandeliers en cristal, le Christ en Croix que Roberto m'avait apporté d'Espagne, un lavabo en cristal avec de l'eau, un flacon d'eau bénite. Le prêtre, sous ses ornements, dit avec ferveur les prières que nous suivons tous dévotement.

Moment solennel. « Voici l'Agneau de Dieu... ». « Seigneur, je ne suis pas digne... » et notre mère bien-aimée se redresse pour recevoir le Corps de Notre Seigneur Jésus-Christ... Bénédiction finale.

Elle en est vivement consolée, « outillée » pour son dernier voyage, laissée au bon gré de l'infinie Miséricorde de Dieu, qui l'accueillera en son Sein.

Je perçois déjà cette voie qui s'élargit et s'illumine à la fin. Jésus ouvre ses bras, comme le père de l'enfant prodigue. Il l'attend pour la serrer sur son Cœur.

– Finie la souffrance, finies les angoisses. Elle lui a été fidèle, elle reçoit la couronne des justes – « la couronne de vie que Dieu a promise à ceux qui l'aiment ».

Et voilà ce qu'est la conversion réelle : en une seconde, l'on passe de la vie à la Vie. On aurait intérêt à considérer cette période transcendante, mais le corps malade voile le sens de l'âme, notre nature humaine, abattue.

Mais, qu'est-ce que je raconte ! Dieu seul connaît ce cœur. Dieu est amour et aimer c'est comprendre, ne pas dresser des obstacles à sa Miséricorde. »

*

Votre arrière-grand-mère est décédée le 31 décembre 1973, à 1h30. Presque dix ans après que sa fille, ma mère, ait sombré dans le coma.

Allez ! À bientôt. Je me suis permis de lever pour vous le voile du cœur de chair de votre grand-père.

Je vous aime,

Papa

Treizième lettre. 1974-1981

Août 2000

Mes chers Jorge, Paola et Diego !

Jamais nous n'oublierons ces moments inoubliables des mois de juillet et août. Il y a déjà longtemps, après la mort de grand-père, on publia une image pieuse permettant de l'invoquer dans nos besoins. À partir de là, le bureau de l'Opus Dei pour les Causes des Saints n'a fait que recevoir des témoignages de faveurs accordées à ceux qui se confient à son intercession. Des événements si surnaturels que je n'arrive pas à les imaginer moi-même. J'étais comme dans un rêve, un cadeau merveilleux de Dieu.

Ce rêve prend forme. Aussi, lorsque le 31 juillet dernier on publia le Décret d'Introduction de sa Cause de Canonisation, en présence de notre Archevêque, je n'en revenais toujours pas.

Votre mère et moi avons assisté à cette cérémonie, en priant et en rendant grâces à Dieu. Le fait que l'Église ait entamé sa Cause de Canonisation était un don de Dieu ; de plus, il nous permit d'être présents à ce moment-là[1] !

---

1 Cette cause a avancé depuis la publication de l'original de cet ouvrage en 2008. En effet, le Saint-Père François le 14 décembre 2023 a déclaré le docteur Cofiño vénérable après que la session ordinaire des cardinaux et des évêques se soit prononcée en faveur des vertus héroïques le 21 novembre 2023.

J'ignorais en quoi cela consistait. Je n'avais jamais assisté à un acte pareil. J'appris par la suite que c'était le premier procès diocésain de l'histoire de l'Église au Guatemala.

Quelle responsabilité ! Quel beau cadeau de Dieu !

J'ai alors prié mon père pour nous, pour vous qui allez sans doute avoir le bonheur de le voir élevé à l'honneur des Autels. Bien entendu, nous nous soumettons de tout cœur au jugement de l'Église. Quant à vous, vous êtes sommés de suivre ses traces, en bons chrétiens et en dignes petits-enfants d'un tel grand-père.

L'Archevêque, après avoir déclaré que cette instance de Rome avait donné son accord pour l'ouverture de la Cause, publia alors le *nihil obstat* de la Congrégation pour la Cause des Saints.

J'ai alors beaucoup prié papa pour toute notre famille, pour l'Opus Dei, pour le Guatemala, pour l'Église dans le monde entier et tout spécialement pour les jeunes.

Mais revenons à ce moment-là, à cet événement historique : les JMJ[2] et leurs milliers de jeunes entourant le Pape. Vous auriez bien aimé y être vous aussi, mais on n'a pas le don d'ubiquité pour être ici et à Rome en même temps, en une occasion pareille. Patience, cela vous arrivera bien un jour.

Plus tard, – on n'en sait rien – vous ferez des études en Europe, comme vos oncles et tantes qui connaissent ces pays comme leur poche. Nous sommes de grands voyageurs, chez nous. Moi, je suis le seul parmi mes frères et sœurs à avoir poursuivi mes études au Guatemala. L'envie de partir ne me manquait pas mais… Voici cette histoire par le menu.

Lorsque j'eus l'âge de m'inscrire à l'Université, papa pensa me donner la même opportunité qu'à ses autres enfants, et me demanda où j'aimerais partir. Il se disait que les États-Unis auraient pu me tenter puisque mes amis allaient s'y installer. Or moi, je ne voulais pas me séparer de lui. J'étais persuadé que ce qu'il pouvait m'ap-

2 JMJ : Journées Mondiales de la Jeunesse.

porter était bien plus important que ce que j'aurais pu apprendre dans n'importe quelle université du monde. Je lui dis alors :

– Papa, je vais faire mes études au Guatemala. Je veux rester près de toi.

Ensuite, à l'Université, en tant qu'étudiant, puis désormais, en tant que professeur titulaire, je tâche toujours de faire de mon mieux partout en suivant son exemple. Ce n'est pas évident parce qu'il avait une haute idée du travail, humainement, professionnellement et spirituellement parlant. « J'ai souvent lu, on m'a souvent parlé du travail dans la spiritualité de l'Opus Dei, disait-il. Un élément essentiel de notre sanctification et de celle des autres. Aussi, on ne saurait le faire n'importe comment. »

Ce travail sanctifiant et sanctificateur dont il parle « est celui que nous entreprenons avec amour et en visant la perfection. Le faire de mieux en mieux chaque jour, l'achever, faire que le geste le plus insignifiant devienne un geste professionnel.

Le travail doit être intimement lié, uni, à la prière pour qu'il devienne notre oraison. Et nous y arrivons lorsque nous offrons toutes nos tâches au bon Dieu.

Si nous y arrivons, rendons grâces à Dieu. Si nous n'y arrivons pas tout à fait, ne nous décourageons pas, mais mettons notre cœur à mieux le faire la fois suivante. »

À ce moment-là, mon père, déjà à la retraite, travaillait toujours. Ne pensez pas qu'il ne faisait que lire son journal dans un coin du jardin ! Il aimait lire, c'est vrai. Je me suis toujours demandé d'où il tirait le temps pour le faire, si intensément, sans perdre la présence de Dieu. Si vous regardez bien, notez que dans tous les livres de la bibliothèque il y a de petits marque-pages, avec des prières manuscrites. Il y écrivait ce que son âme lui dictait sur le moment.

*

Il a donc bien profité du temps libre que la retraite lui accordait pour travailler durant des années à Caritas où l'on fournissait des repas à cinq mille familles.

Rien ne lui était indifférent. Il faisait tout son possible pour résoudre les problèmes, petits ou gros. Après le tremblement de terre de 1976, il créa un Comité de professionnels et d'étudiants pour aider la population de Sajcavillá, un hameau près de San Juan Sacatepéquez.

Là-bas, sous sa direction, les étudiants de Ciudad Vieja et ses collègues amis, ont collaboré à la reconstruction de l'église et de la place du village. Ils ont creusé des toilettes et créé d'autres services. Grand-père s'y rendit très souvent et fut l'inspirateur de la Fondation pour le Développement Intégral qui œuvre encore de nos jours au profit de ces pauvres gens.

De nombreuses zones de notre pays furent dévastées. Ce fut un immense désastre. Or, papa, en ces instants dramatiques, ne s'est pas contenté de se lamenter stérilement ni de concevoir des projets irréalisables, hors de sa portée. Il a planché de façon réaliste sur ce qu'il était possible de faire et il l'a fait dans beaucoup de régions dévastées.

Le 16 novembre 1979, lors de ses Noces d'Or professionnelles, il fut l'objet d'un hommage exceptionnel où il évoqua, tout d'abord, la figure de sa femme, votre grand-mère :

« Profession et vie personnelle sont inséparables. Avec nos activités médicales, professionnelles et sociales, il y a notre foyer. C'est là que du fond de mon cœur, où il sommeille, surgit le souvenir vivant de Clémencia Samayoa, mon épouse chérie, que Dieu avait unie à moi en nous bénissant en 1933 et en veillant sur le lien de notre amour solide jusqu'au jour où, en 1963, Il voulut la prendre dans sa demeure de paix.

Je lui dois – je l'avais déjà reconnu, devant elle, lors de mes Noces d'Argent professionnelles – tout ce que je suis arrivé à faire. Elle me stimula aux moments les plus durs et m'encouragea dans mes échecs. Elle fut la joie de notre foyer, avec nos cinq enfants.

Je lui adresse le prix de mon amour inchangé. Elle me quitta le jour où elle se dit que j'étais fort pour poursuivre tout seul une route d'événements qu'elle connaissait bien, un chemin qu'elle avait éclairé grâce à sa clairvoyance.

Je ferme la parenthèse pour garder dans ces pages le pétale de cette rose et l'effluve de son parfum d'amour… »

Suite à quoi, en évoquant ses années à Paris, il parla de ses professeurs.

« D'excellents maîtres, tous bien-aimés, ravivent mon souvenir. Tout d'abord j'accorde une place indéniable et préférentielle au Professeur Robert Debré, qui nous a quittés il n'y a pas très longtemps, après 96 ans de vie prodigieuse, dans tous les domaines de la pédiatrie, spécialement attaché la pédiatrie sociale.

Physiquement épuisé, il était toujours clairvoyant lorsqu'il écrivit « *L'Honneur de vivre* », récit exceptionnel de sa carrière et « *Venir au monde* », expression lucide de son respect de la vie à ses débuts.

Je l'ai revu quelques fois, notre dernière rencontre date d'il y a 5 ou 7 ans. Il aimait m'appeler « *mon petit-fils*[3] ». Je pense à notre dernier déjeuner, chez lui, rue de l'Université, sur une table ronde, « *en tête-à-tête*[4] », à déguster le plat qu'il savait que j'aimais. »

*

Le 30 mars, papa fut nommé Membre Honoraire du Collège des Médecins et Chirurgiens du Guatemala. Ce jour-là, après l'hommage dont il fut l'objet et où l'on dénombra ses réussites professionnelles, il fit une sorte de testament spirituel, qu'il avait intitulé « Message d'un pédiatre à ses collègues. »

Je vous transcris le brouillon de ce discours, des notes non rédigées dont il se servit pour son intervention orale.

« Nous sommes tous plongés dans un climat d'amitié chaleureuse et sincère qui nous invite à la confidence, à évoquer ce dont on ne parle qu'avec ceux qui vous tiennent à cœur.

---

3 En français dans le texte.

4 Idem.

Comme de bons amis, vous venez de parcourir, en détail, mes cinquante ans de carrière, en vous y complaisant discrètement.

Or, ce qui a joué un rôle déterminant dans l'orientation de ma nouvelle vie, n'a occupé que l'endroit discret qui lui revient.

Il arrive que très souvent, dans le déroulement de notre vie, dans nos intenses avancées quotidiennes, nous soulevions la poussière du chemin. Une poussière qui se dépose insensiblement sur la vitre qui aurait dû protéger la clarté de notre vie intérieure.

Comme ce processus est très lent – pratiquement imperceptible – on comprend que, sur le moment, son existence ne soit pas évidente. Aussi, cette clarté baisse petit à petit et nous nous trouvons entre l'ombre et la lumière, pratiquement dans le noir.

Ce manque de lumière fait que les choses qui nous entourent deviennent floues, moins évidentes. Nous perdons ainsi la visibilité de celles qui ne sont pas à leur place, qui se cachent, se tapissent. Nous nous y habituons et nous n'en percevons plus les détails. Cela arrive progressivement dès que l'on perd l'habitude de déceler la présence de Dieu en toute chose. Intellectuellement parlant, nous savons que le Seigneur est bien quelque part mais fréquemment nous renvoyons à plus tard l'occasion de le rencontrer. Or, soyons-en sûrs, lui, notre bon Dieu, ne nous oublie pas un seul instant.

Aussi, vais-je me permettre de vous rapporter la pensée de Mgr Josémaria Escriva de Balaguer, fondateur de l'Opus Dei, qui a percé profondément mon cœur en ouvrant mon esprit à la méditation. La voici :

"L'appel de Dieu allume une lumière qui éclaire le sens de notre existence. L'on parvient à déceler, grâce à la splendeur de la foi, la raison de notre réalité terrestre. Notre vie, présente, passée, et à venir, acquiert un nouveau relief et une profondeur jusque-là insoupçonnés. Tout événement, toute péripétie, se place alors dans ce contexte. Nous comprenons où le Seigneur veut nous guider et nous nous sentons pratiquement entraînés par le poids qui nous est confié".

Cette pensée, à savourer très délicatement afin qu'elle se glisse dans notre intimité, nous conduit petit à petit sur des chemins nouveaux.

Progressivement, sous cet éclairage, se détache un élément essentiel. Du fait même d'avoir une nature humaine, – dotée de tellement de privilèges – nous réalisons petit à petit l'évidence d'être venus au monde avec « un mode d'emploi » qui nous permet d'agir comme les êtres humains que nous sommes.

Alors nous avons l'intuition, la compréhension de ce qu'est l'existence d'une Loi Morale Naturelle et de notre conscience, son barème d'appréciation. Il s'agit d'une réalité toute tracée pour nous et non plus de la mesure que nous sommes créés et dont nous nous sommes servis jusque-là pour donner un sens à nos œuvres.

La richesse des valeurs chrétiennes est éblouissante. Nous réalisons alors que nous avons troqué cet or pur contre de la ferraille.

De plus, il est évident qu'il ne faut plus chercher à opposer la science et la religion. Est-il possible que nous l'ayons fait dès lors qu'il est si clair que seul Dieu peut les avoir créées toutes les deux ?

Nous percevons que notre dévolu c'est de chercher Dieu avec acharnement, de le placer au cœur et au sommet de toutes les activités de notre vie.

Mais qui est à l'origine de ce changement de point de vue ? Un ami, sans doute, un chrétien, quelqu'un parmi les nôtres, nous a fait découvrir ce panorama d'une profondeur inouïe que nous avons peut-être du mal à accepter tellement sa nature insondable nous effraie.

La vie du fondateur de l'Opus Dei, à partir du 2 octobre 1928, n'a consisté qu'en cela : nous faire connaître et aimer cette réalité-là. C'est en œuvrant dans ce sens qu'il lança à la volée sa semence spirituelle. C'est à cela qu'il consacra son existence.

Tous les chemins de la terre peuvent devenir divins ! Quelle profondeur de vue ! Ce message fut dur à faire passer, au tout début. Tout nouveau à l'époque, il assure que la sanctification, autrement dit notre lien avec Dieu, est à la portée de tous, quels que soient leur âge, leur situation sociale, leur culture, leur profession ou leur métier !

Et pour nous, médecins, il a un sens encore plus large. Nous sommes plongés dans la souffrance et la mort, mais nous voyons aussi, de très près, la récupération, si proche de la résurrection.

Nous admettons alors que nous avons eu le privilège d'être des instruments choisis par Dieu.

C'est la raison pour laquelle, nous devons avoir une idée très claire du rôle à jouer en tant que médecins et lutter contre ceux qui tiennent à faire de nous des instruments de leurs folles intentions.

Le Professeur Lejeune nous oriente là-dessus : "Durant des millénaires la Médecine s'est battue pour la vie et la santé, contre la maladie et la mort. Le renversement de ces données changera, du tout au tout, la Médecine elle-même." »

En fouillant dans les événements de cette période, au début des années quatre-vingt, j'ai trouvé ce qu'il dit à ses amis le 4 juin 1979, la veille de son 80e anniversaire :

« Nous voici entre amis. Je n'ai aucune gêne à être indiscret sur moi-même et à vous dévoiler mon intimité ». Et il leur explique alors de ce qu'il avait ressenti durant la Messe : « C'est comme si je m'étais trouvé devant le Seigneur et sa Très Sainte Mère, à implorer leurs faveurs et à leur dire combien je regrette de les voir offensés. »

Et sous le ton de la confidence, il poursuit : « En moi, j'ai mille clochettes qui tintent quand mes sentiments les plus divers s'entrechoquent. Des souvenirs qui se pressent au portillon, sans attendre leur tour.

Je dois mettre un peu d'ordre dans mon esprit pour mettre à leur place, selon leur importance et leur chronologie, les événements de ces dernières années de ma vie.

Un gigantesque puzzle, avec mille petites pièces aux contours irréguliers. J'arrive à les identifier par petites touches : ce petit bout de bleu, un instant heureux. Cet éclat de lumière, me blessa en son temps. Ici, une plante pousse, plus loin, il y a un arbre touffu, dont les feuilles me cachent les fruits.

Ce n'est qu'une toute petite partie de ce tableau auquel s'ajoute le reste, la peinture des années, petites ou nombreuses, qu'il me reste à vivre. »

*

C'est dans sa correspondance que l'on trouve, datée d'une année plus tard, la réponse à la lettre de Lourdes, une amie de la famille qui s'adressa à lui pendant la maladie de son mari.

« 15 juin 1980

Cher docteur Cofiño

Vous avez toujours été très proche de nous, pendant presque 26 ans, en ce qui me concerne, et encore davantage pour Carlos, mon mari. Vous êtes donc à même de comprendre ce qui nous attend désormais. Tout ce que nous avons vécu de beau, tout notre amour, notre bonheur traverse aujourd'hui un épisode douloureux. Comprenez-moi. On a beau me dire avec tendresse que tout ira bien, – ce que je souhaite ardemment – j'ai, quant à moi, au fond de mon cœur, d'autres mots de la Vierge, d'autres messages de Dieu. Cela ne m'était jamais arrivé. Pourquoi maintenant ? Aujourd'hui, où je suis perdue au cœur du désert ?

Et même si j'ai toujours la Foi, si je garde la Présence de Dieu, ce mal que je porte, est encore plus dur que celui qui me toucha lors de votre diagnostic sur Carlos. Je souffre tellement, je pleure comme un enfant, je vis et je ressens ce que je n'ai jamais connu. Je l'accepte. Je suis détruite, mais je l'accepte. J'aimerais en faire des prières, en faire mon médicament, être reconnaissante envers Dieu qui m'a tant accordé. Mais je n'y arrive pas. Je me sens isolée, dans un désert. Je n'arrive plus à réfléchir. Je ne sens que cette souffrance qui m'étreint et me domine. Cela dit, Dieu qui ne m'a jamais quittée, ne me quittera pas en ce moment. J'accepte toute sa divine volonté.

Je vous adresse mon affection la plus sincère, cela va sans dire, vous le sentez bien.

À bientôt, Lourdes »

Grand-père lui répondit tout de suite :

« 17 juin 1980

Lourdes, ma chère enfant :

Je suis profondément touché ce matin, dans mon bureau du Centre Universitaire, à la lecture de ta lettre déchirante. En ce moment, une réalité étreint ton cœur, et le mien aussi, un fait que nous n'étions pas prêts à accepter.

J'aimerais, ma chère Lourdes, que tu te dises que le désert où tu sembles te trouver maintenant, va devenir un verger, arrosé de tes larmes et vivifié par la présence de notre Sainte Mère, la Vierge de Guadalupe.

Il s'agit d'une nouvelle étape de ta vie avec Carlos que tu vas encourager, remplir de force, de confiance et de foi en sa guérison.

Vous traversez, il est vrai, un moment très difficile mais qui n'est pas dépourvu d'espoir comme cela aurait été le cas il y a quelques années.

La science a progressé et elle avance toujours. Cette maladie, contrôlable, sera bientôt totalement maîtrisée.

La Sainte Vierge ne peut que t'adresser des messages d'espérance. Elle sait ce qu'est la souffrance, elle qui se tint debout au pied de la Croix. Ce fut là que notre Seigneur nous la confia comme Mère.

Avec le temps, tu vas retrouver ta confiance et ton courage pour continuer de lutter. Je suis avec vous, tu le sais bien.

Ernesto »

*

J'ai donc fait mes études à l'Université, ici. Le 23 mai 1974, maman et moi, nous nous sommes fiancés. Et un beau jour, en 1979, je l'ai présentée, chez nous, à grand-père.

Je lui en avais beaucoup parlé, mais je ne lui avais pas dit qu'elle n'était pas catholique. Et ce, non pas par méfiance, car je pouvais discuter de tout avec lui ; il appréciait mon raisonnement et il me faisait tout à fait confiance, mais parce que j'attendais le bon moment.

En effet, il m'avait dit tant de fois que si je me mariais, je devais veiller, avec ma femme, à former chrétiennement mes enfants, que je ne savais pas comment m'y prendre pour le lui annoncer, et je repoussais l'instant de le lui dire. Et comme le premier jour où maman mit les pieds chez nous, nous n'avions pas abordé le sujet de la religion, je croyais que papa ne se doutait de rien.

Quelle erreur ! Bien sûr qu'il s'en doutait ! Il avait un sixième sens, un regard qui vous perçait l'âme. Ce jour-là, dans le bref laps de temps où je les ai laissés seuls tous les deux, ils ont parlé de la foi chrétienne. Ils ont alors tissé des liens très forts, d'un père avec sa fille plutôt que d'un futur beau-père avec future sa belle-fille.

À partir de là votre maman lui fit part de ses doutes et grand-père lui expliqua les vérités de foi avec beaucoup d'amour. Maman fut alors touchée par le catholicisme, et elle commença à venir avec nous à la Messe le dimanche. Le temps s'écoula et maman souhaita sincèrement recevoir le baptême, juste au moment où l'on décela chez elle une grave maladie. Il fallut l'opérer.

Il s'agissait d'une intervention délicate. Un peu avant cette intervention, grand-père lui demanda si elle souhaitait recevoir le baptême. Maman le lui confirma, non pas par peur d'un risque mortel, mais parce qu'elle le souhaitait vivement.

Grand-père s'occupa des démarches et don Antonio l'a baptisée le 5 février 1980, jour où elle fit aussi la Première Communion. Dieu merci, l'opération fut une réussite, et quelques jours après, maman put recevoir la confirmation au Palais Épiscopal.

Puis nous avons préparé notre mariage. Moi, je ne tenais pas à quitter mon père, à le laisser tout seul. Mais grand-père pensait que nous devions voler de nos propres ailes. Nous en avons beaucoup discuté, ici même, dans cette salle de séjour.

Il me rappelait la sagesse de ce dicton castillan :

– Casados = casa dos. (Une fois mariés = deux maisons)

– Papa – disais-je –. Je ne veux pas que tu vives tout seul. Guisela et moi nous sommes très contents, cela ne nous contrarie absolument pas.

– Non, José Luis ; vous avez besoin d'un toit, d'un foyer, et moi, je vous empêcherais de vivre à votre guise.

Je m'y attendais, je connaissais sa façon d'être. Nous n'allions pas facilement le faire changer d'avis. Par ailleurs, d'aucuns lui soufflaient que la vie à trois serait une source de conflits, de problèmes.

Moi, j'étais sûr que cela ne se passerait pas ainsi. Après plusieurs échanges, ma sœur Clémen le prit à part et lui dit :

– Papa : arrête de t'y opposer. Les deux jeunes veulent vraiment vivre près de toi.

Il finit par accepter. Il était humble et savait changer d'avis. Alors, à partir du jour de notre mariage, le 30 mai 1981, nous avons vécu tous les trois sous ce toit.

Ce fut un gros sacrifice pour lui, mais il changea petit à petit, sans que pratiquement nous ne nous en apercevions.

Il s'efforça de rester en retrait. Maman devait être la maîtresse de maison. Et il y parvint. Maman faisait tout à sa guise. Elle changeait les rideaux, déplaçait les meubles, travaillait en toute liberté. Il n'y eut jamais de heurts. Papa déploya toute sa sagesse, avec un doigté prodigieux.

Auparavant, il recevait ses amis en hôte de SES lieux, il coiffait sa toque de Chef Cordon Bleu, et remuait ses salades, et il appelait cela « fatiguer la salade ».

À partir de notre arrivée, si maman laissait brûler quelque chose en cuisine, ou ratait ses recettes, il ne faisait aucune remarque.

Quelqu'un d'autre, à sa place, devant un plat raté, aurait invoqué ses dons de chef cuisinier pour donner une leçon à sa belle-fille. Or grand-père, bouche cousue, la traitait comme sa fille, avec beaucoup de compréhension et d'amour !

Sans rien lui reprocher, il permit que maman, quelque peu inexpérimentée en la matière, prenne ses décisions, réussies ou maladroites.

Nous n'avons eu aucun souci, mais un immense bonheur. Le bonheur de vivre ensemble tous les trois !

Contrairement aux mauvais présages. Et ce, entre autres, parce qu'il n'était pas un petit vieux de quatre-vingts ans, plein de manies, à se promener au soleil le matin, mais un papa gâteau, sympathique et optimiste, plein d'espérance et de projets, qui envisageait constamment de nouvelles solutions pour aider tout le monde.

S'il pensait que chez nous on pouvait mieux faire, il me suggérait :

– Écoute, peux-tu parler à ta femme de ceci, de cela ?

Sans jamais s'adresser directement à elle qu'il traitait avec tendresse et respect, en appréciant ses qualités.

Mon petit Jorge ! Que grand-père fut heureux à ta naissance ! Il voulait nous aider en tout, il te changeait les couches, tout comme il le fit avec vous, Paola et Diego, par la suite. À vos côtés, il restait sans voix, il vous berçait dans ses bras, il vous cajolait, il ne vous quittait pas des yeux.

Il aurait bien aimé voir ce que vous êtes devenus aujourd'hui.

Cela dit, il vous regarde à coup sûr, il vous connaît bien, il vous aide du haut Ciel, il nous aide tous.

Je vous embrasse très fort !

Papa

Quatorzième lettre. 1981-1989

3 septembre 2000

Mes chers Jorge, Paola et Diego !

Il y a dix-neuf ans déjà, au début du mois août 1981, grand-père commença à avoir mal à la mâchoire. Le dentiste pensa que ce n'était qu'une irritation provoquée par la prothèse qu'il portait. Au bout de quatre ou cinq jours, la mâchoire lui faisait tout aussi mal. Le dentiste conseilla une biopsie.

Jeudi 20 août, grand-père l'appela pour en connaître le résultat. Le médecin le pria de venir personnellement le voir. Grand-père se dit tout de suite : un cancer !

Et il ne se trompait pas. Un carcinome de la muqueuse orale qui touchait déjà la mâchoire gauche. Il accueillit cette nouvelle sereinement et en sortant du cabinet, il m'expliqua :

– Je dois d'abord faire ça et ça. Puis ceci, cela…

Je n'avais rien à ajouter. Qui mieux que lui pour savoir ce qui lui convenait médicalement parlant ?

Je relis en ce moment les notes qu'il prit durant ces mois-là. Il affronta cette situation tout autrement que moi. Humainement parlant, avec l'objectivité d'un médecin, spirituellement, avec la sérénité d'un enfant de Dieu. Voici ce qu'il nota ce jour-là :

« Jeudi 20 : à 16h, je demandai un rendez-vous [...]. À partir de là, je compris évidemment que la lésion était maligne et m'y suis préparé.

Mon fils José Luis, qui avait suivi tout le processus, m'accompagna ce jour-là. J'ai essayé de lui préparer le terrain, sans faux-fuyants.

Le médecin a exprimé clairement son avis, répondant à ma demande d'exposer les choses telles qu'elles se présentent. Les coupes indiquent qu'il s'agit d'un carcinome épidermoïde qui, autant qu'on puisse en juger – compte tenu des marges de la pièce examinée – semble être très localisé et n'a pas envahi la couche musculaire. Cliniquement, aucun envahissement ganglionnaire n'est observé au niveau du cou : le cas semble favorable.

Le dentiste, l'anatomo-pathologiste et le chirurgien qui avaient étudié mon cas se dirent qu'il suffirait sans doute de procéder à une ablation de la partie cernée, suivie ou précédée d'une radiothérapie.

De notre côté, sur-le-champ, ce jeudi 20, nous avons, José Luis et moi, considéré objectivement les faits. Il s'agit d'une lésion cancéreuse dont on ne peut prévoir, pour l'instant, le degré d'extension, plus ou moins grand. L'essentiel c'est de ne pas perdre notre temps et de demander dès demain à d'autres anatomo-pathologistes d'examiner les coupes.

Cela dit, moi, j'ai décidé de partir pour Houston. »

Tout de suite après, il écrivit ce dont je me souviens parfaitement :

« J'avoue que j'avais eu l'idée insensée de partir tout seul. Ça ne pouvait venir que de moi ! José Luis l'écarta sans hésiter. »

Je l'ai en effet rejetée de but en blanc. Je savais qu'il ne cherchait qu'à nous épargner tout dérangement.

Je tiens à vous le raconter pour que vous notiez qu'il était résolu, mais pas inflexible. Il comprit tout de suite qu'il s'agissait d'une idée insensée.

J'ai trouvé, dans ce sens, un détail sympathique dans ses notes. Le soir de ce jour-là, après toutes les démarches, l'achat d'un billet d'avion à l'agence, la vérification des dates de son visa et de son passeport, le coup de fil à son ami médecin de Houston et puis à ma sœur Clémen, pour lui dire qu'il partait lundi, etc., il dormit à poings fermés.

En fait, je ne suis pas allé avec lui aux Etats-Unis, car mes cours démarraient à l'Université. Il fit une escale à Mexico, pour y trouver Clémen qui l'accompagna à Houston, où, hospitalisé quelques jours plus tard, il fut soumis à de nombreux examens.

– Docteur, lui dit le spécialiste, vous avez un cancer osseux. On ne peut pas envisager les radiations. L'amputation de la mâchoire serait la seule solution. J'aimerais avoir votre avis.

– Je n'en ai aucun – dit grand-père –. Je suis là, entre vos mains.

Tout se déroula rapidement. Arrivés le lundi, rendez-vous chez le médecin mardi, il fut opéré jeudi. Ce fut une réussite, même s'il fallut tout de même remplacer une partie de la mâchoire par une prothèse interne. Huit ou dix jours après, il était à Mexico, chez Clémen, pour sa convalescence.

Très préoccupé, et craignant le pire, je suis allé le voir à Mexico pendant les vacances du 15 septembre. Je fus tout à fait rassuré de le trouver aussi optimiste que d'habitude. Il arrivait à bien manger et à faire les exercices prescrits. Malgré sa mâchoire un peu déplacée, sa lèvre un peu enfoncée, tout allait bien, Dieu merci. Il n'avait pas de médicaments à prendre, il pouvait avoir une vie normale, lui qui en dépit de son âge avait mené jusque-là une existence hors normes.

Il réagit comme à son habitude. Après avoir tout appris, s'être plié aux conseils, avoir tout assumé et résolu, il nous montra son courage, son audace et sa détermination. Sa confiance en la Providence était le socle d'une vaillance qui n'avait rien de téméraire.

Il n'avait peur de rien ni de personne puisqu'il se sentait dans les bras de Dieu notre Père.

*

Et le meilleur exemple de cette confiance en Dieu, c'est sans doute la façon dont il réagit quand il fut kidnappé. Vous avez déjà eu vent de cette histoire, mais je tiens à vous l'écrire pour la postérité.

L'événement eut lieu un jeudi matin, en 1987, alors qu'il était en route pour faire une démarche de levée de fonds pour les élèves boursiers de Ciudad Vieja, accompagné d'Alejandro Deustschman.

Grand-père s'investissait alors, plusieurs fois par jour, dans ce type de travail. Un ami m'a confirmé qu'en 1990, il avait eu environ un millier de rendez-vous personnels avec des chefs d'entreprise qu'il avait d'ailleurs rapprochés du bon Dieu.

Ce jeudi-là, Alejandro venait d'arrêter sa voiture dans la rue lorsque deux individus, à visage découvert, les ont assaillis. Ils leur ont demandé de sortir de la voiture et de s'installer à l'arrière. L'un des deux, colla le canon de son revolver sur les reins de grand-père qui n'avait pas réalisé ce qui lui arrivait tellement tout s'était passé précipitamment, et qui essayait de l'écarter. Alejandro lui dit alors :

– Docteur, nous sommes attaqués. Ils veulent que nous descendions.

Comme cette rue est à deux pâtés de maisons d'un Commissariat de Police, ces hommes n'ont pas osé les dépouiller sur place, et les ont secoués pour les emmener loin d'ici :

– Grouillez-vous ! Tous les deux à l'arrière.

Ils l'ont fait. Le chef prit le volant et démarra en trombe. L'autre les menaçait de son revolver.

– Donnez tout !

Grand-père et Alejandro leur remirent leur portefeuille, leur montre, leur stylo.

– Vos médailles, vos alliances !

Alejandro perçut alors la souffrance de grand-père, les larmes aux yeux lorsqu'il tendit son alliance à cet homme.

Pendant ce temps, le chauffard, très énervé, faisait mille tours dans les rues. Il pensait que la police les poursuivait et envisageait soit de les lâcher, soit de les tuer.

Quand il réalisa que personne ne les suivait, il décida de les assassiner, – de se les faire, en termes mafieux – et il dit alors à son copain :

– Descends-les !

À ces mots, grand-père se mit à prier à haute-voix. La voiture s'engouffra dans un chemin de traverse, près de la voie ferrée. Aucun doute. Ils allaient les abattre en ce lieu.

Alejandro n'en menait pas large, mais voyant que grand-père priait toujours à haute voix, il retrouva son calme et se prépara à bien mourir.

Le chef, en colère, s'adressa à papa :

– Boucle-la, pépé !

Grand-père lui dit paisiblement :

– Moi, je prie toujours, et encore plus maintenant, je prie pour que le Seigneur vous éclaire, car vous êtes sur la mauvaise pente.

Dès qu'il l'eut entendu, le chef s'écria :

– Grouillons-nous !

Il stoppa la voiture un peu plus loin. Et, ô surprise ! celui qui les menaçait de son revolver ouvrit la portière, aida grand-père à descendre et lui tendit la main en lui disant :

– Portez-vous bien !

Mais grand-père lui répondit :

– Il n'est pas question de vous serrer maintenant la main parce que vous êtes sur le mauvais chemin. Je vais beaucoup prier pour vous deux pour que vous retrouviez le bon Dieu. Quand vous aurez changé de vie, j'aurai l'immense plaisir de vous la serrer.

Les malfrats sont partis. Grand-père et Alejandro, complètement désorientés, se sont mis à marcher pour arriver devant un lotissement où il y avait un magasin d'électroménager.

Ils y sont entrés et ont demandé au propriétaire de leur permettre de passer un coup de fil. Ce monsieur, voyant qu'ils étaient très affectés, leur a demandé ce qu'ils avaient. Il leur a offert un café, dans une tasse pour deux, qu'ils se sont passée.

Cette nuit-là, grand-père dormit à poings fermés. Le lendemain, il offrit sa Messe en action de grâces au Seigneur puis il revint chez le marchand pour le remercier en lui offrant un jeu de tasses à café. À partir de là, et jusqu'à sa mort, il pria pour que ces délinquants se convertissent.

*

Quelque temps après, toujours accompagné d'Alejandro Deutschmann, il avait rendez-vous avec un monsieur pour solliciter sa générosité. Au standard de l'immeuble de cette entreprise, il fut grossièrement accueilli. Tellement qu'Alejandro, indigné, voulut mettre la standardiste à sa place, mais grand-père l'arrêta. En sortant de l'entretien, il prit le temps d'écrire une petite note et de la tendre à cette secrétaire :

– Madame, veuillez prendre note des coordonnées de ces deux docteurs que je vous conseille d'aller consulter au plus vite.

Au bout d'un an, il fixa encore un rendez-vous avec le même homme d'affaires. Alejandro ne peut s'empêcher de lui dire :

– N'oubliez pas l'accueil de sa standardiste l'an dernier !

Grand-père haussa les épaules. Il faisait ces démarches pour le bon Dieu qui l'aiderait à accepter les humiliations.

Or en arrivant à ce bureau, la dame de l'accueil n'était plus la même. Sa remplaçante les fit attendre. Et lorsque la porte s'ouvrit, ils se trouvèrent nez-à-nez avec la nouvelle gérante, la standardiste malveillante !

– Docteur ! – s'écria-t-elle, toute émue. Quelle joie de vous revoir ! Je vous suis tellement reconnaissante d'avoir insinué que j'étais gravement malade, alors que je ne me doutais de rien ! J'ai consulté le spécialiste que vous m'aviez conseillé. Et avec ça tout s'est arrangé dans mon couple qui n'allait pas bien. Et je suis désormais gérante ici, alors que j'étais sur le point d'être licenciée !

*

Je reprends le *curriculum vitae* de papa. Ce panorama de sa vie m'est fort utile. Il se plia à le rédiger à la demande insistante de certains amis. En effet, il n'aimait pas le listing de ses mérites et de ses hommages. Cela me permet de connaître des aspects de sa vie que j'ignorais. Par exemple, je ne l'avais jamais entendu dire, parce qu'il en était tout à fait détaché, qu'il avait été décoré de telle ou telle médaille, qu'il avait été nommé ceci ou cela, alors que son CV abonde dans ce sens.

Entre autres, il fut sans doute très touché d'apprendre que le Gouvernement de la France, en 1950, l'avait nommé Chevalier de la Légion d'Honneur[1].

Il n'en tirait aucune fierté alors que c'était la plus haute des décorations que lui accordait cette France qu'il aimait tant ! Nous avons toujours dans notre salon, sur notre meuble-bar, une carte de la douce France, avec d'autres souvenirs de la culture française, posés sur un beau plateau. Nos amis, en apercevant sur ce meuble le mot qu'il avait écrit de sa main « Paris mon cœur » se disent :

– Docteur, vous aimez vraiment la France, n'est-ce pas ?

Oui, il avait, ce sont ces propres paroles, « un profond amour » pour les Français, qu'il définissait comme « un peuple noble, qui garde un délicieux esprit latin ». À l'occasion de sa promotion au grade de chevalier de la Légion d'Honneur, la *Revista de San Juan*, la ville où il s'était tellement investi, écrivit :

« Le Guatemala est toujours très reconnaissant pour tout ce que cet illustre enfant lui a apporté en ces vingt-années de vie professionnelle. Et la France, qui éclaire le monde de la lumière de son

1 Par décret du 18 février 1950, la nomination au grade de chevalier de la Légion d'honneur de M. Ernesto COFIÑO, de nationalité guatémaltèque, docteur en médecine, professeur à l'université San Carlos de Guatemala.

art et de sa science, lui a aussi rendu justice en lui octroyant sa plus haute décoration ».

Dans cet ordre d'idées, le docteur de la Riva fit cette déclaration à la télévision : « Au Guatemala, la personne et l'enseignement de ce remarquable père de famille, de cet éducateur, ont laissé une trace indélébile, dans tous les domaines. Le docteur Cofiño fut si souvent l'objet de nos hommages, et de tant de décorations, que toutes les médailles octroyées de son vivant ne tiendraient pas dans un seul encadrement ».

Et moi, je ne vais vous en citer que quelques-unes :

– L'Ordre du Dr. Rodolfo Robles, octroyé par le Guatemala en 1960.

– La nomination de Membre honoraire de l'Association Pédiatrique du Guatemala, en 1960 également.

– En 1961, le Conseil Supérieur Universitaire de l'Université San Carlos le nomma « Professeur honoraire de la Chaire de Pédiatrie ».

– Par la suite, en 1969, il lui octroya la Médaille Universitaire.

– Et j'en passe.

*

Il n'aimait vraiment pas étaler ses mérites ; en revanche, il faisait l'éloge des vertus des gens qu'il admirait. Le docteur Eduardo Ortiz de Landázuri, par exemple, son ami à l'Université de Navarre (Espagne). En tant que Délégué de cette Université en Amérique Centrale, grand-père et lui étaient très liés. Tellement amis qu'il fit encadrer sa photo qu'il accrocha sur ce mur, près de son bureau, ce qu'il ne fit avec personne d'autre.

Eduardo Ortiz de Landázuri, tout comme lui, faisait, partie de l'Opus Dei et sa Cause de Canonisation fut introduite en Espagne, en 1998.

*

Je continue d'éplucher son CV.

Avec d'autres professionnels, il collabora à la rédaction d'un Code de Déontologie pour les médecins du Guatemala. Il fonda l'« Asociación Pediátrica » (L'association de pédiatrie) dont il fut Président Honoraire jusqu'à sa mort. Il organisa de nombreux Congrès en Pédiatrie où il rappela toujours « qu'il est indispensable que dans des pays comme les nôtres, l'on arrive à coordonner nos travaux de recherche. Nous avons beaucoup à faire, et on aura beau y travailler, on ne fera qu'apporter une goutte d'eau à l'immensité des océans. »

Il comparait cette solidarité entre les nations à un orchestre symphonique où « il faut réussir tous ensemble, avec son instrument, et non pas chacun de son côté ». Cela dit, cette entraide, ces collaborations, ne devraient pas se prolonger à l'infini. Il s'agit aujourd'hui de tendre une main à quelqu'un de plus faible pour qu'il se redresse. Et de le lâcher dès qu'il sera en mesure de voler de ses propres ailes.

On voit bien qu'il n'était pas protectionniste, au sens péjoratif du terme. Ce fut un rénovateur, un progressiste, toujours à la pointe du progrès. Au début des campagnes rétrogrades en faveur de l'avortement, il fonda une Association pour la défense de la Vie.

Il ne se contenta pas d'en être le président. Comme des millions de vies humaines étaient en jeu, il s'y employa à fond, chercha des réponses positives et s'investit dans de nombreuses conférences.

Ce travail était épuisant pour quelqu'un de son âge qui ne se contentait pas de lire un exposé. Il projetait des films qu'il commentait, il discutait avec ceux qui assistaient aux conférences, le plus souvent des femmes sans ressources, il les éclairait, il se donnait les moyens de leur trouver des solutions aux difficultés auxquelles elles étaient confrontées.

Connaissant à fond leurs problèmes de femmes démunies, il se mettait à leur place et, en les encourageant, il leur offrait une alternative digne et humaine.

Cet état d'esprit le poussa à se laisser prendre en photo avec le livre de Robert Debré « *L'honneur de vivre* » entre les mains. Il ne s'agissait pas pour rendre hommage à son mentor parisien, qui le lui avait dédicacé ; il appréciait vraiment cet ouvrage, à caractère rigoureusement scientifique, et en même temps un témoignage en faveur de la vie.

« Que faut-il penser – écrivait par ailleurs le Professeur Debré dans « *Venir au monde* » – d'une société qui refuse d'admirer la merveilleuse création de la vie, qui méprise tant d'efforts et de prouesses, qui n'apprécie pas le bonheur de mettre quelqu'un au monde ni ne respecte l'existence depuis son apparition ? ».

Des milliers d'enfants lui doivent la vie. Il y a trois ans, en 1997, le docteur Enríquez Villacorta, dans son discours d'ouverture de l'année scolaire de l'Institut Féminin d'Études Supérieures, l'évoquait ainsi :

« Permettez-moi de commencer mon exposé avec cette anecdote. Il y a pas mal d'années, une femme, enceinte de sept mois, avait une maladie grave. Or, il fallait parvenir au bout de la grossesse pour que l'enfant ait une chance de survivre puisqu'à l'époque, un fœtus de sept mois n'était pas viable. Cela dit, on accorda sa chance à cet enfant. Et il vint au monde. Ce bébé est aujourd'hui ma femme Monica. La maman et son bébé ont survécu grâce à la foi et à l'application scientifique du Docteur Cofiño ».

Sa passion à défendre la vie était profondément enracinée, ancrée dans son passé. Elle lui venait de ses années parisiennes, de son travail aux côtés du Professeur Debré. En bon professionnel et en tant que médecin, il savait qu'il n'était pas seul dans ce combat. Il correspondait avec des personnalités du monde international, Jérôme Lejeune, Jacques Lafourcade, etc.

Le docteur Tilve évoque son attitude citoyenne au moment où le Guatemala, vers la fin des années soixante, s'apprêtait à approuver une loi pro avortement. Grand-père, conscient de sa responsabilité, se mit à récolter des signatures parmi des médecins et parmi tout type de personnes, de tous les milieux.

Ses arguments étaient scientifiques, tirés de l'expérience médicale de quelqu'un qui avait sauvé la vie de milliers d'enfants. Et avec l'autorité de qui avait lutté de toutes ses forces contre la pauvreté et la marginalisation sociale, contre l'abandon de tant de femmes. Combien de fois ne l'ai-je pas entendu moi-même parler de la dignité de la femme !

Pour lui, il ne s'agissait pas seulement d'un devoir civique. Pour un pédiatre, de même que pour toute autre personne, il s'agissait d'un problème de conscience. Il fallait se donner tous les moyens pour défendre les innocents et protéger la vie des enfants qui n'étaient pas encore nés.

Après sa ferme intervention publique, en tant que spécialiste en la matière, le Congrès de la République sollicita son intervention lors du débat parlementaire. Alors, il ne fit pas reposer sa défense sur de bons sentiments, ou sur des arguments rhétoriques, mais sur des données scientifiques, vérifiées et objectives, en marge de toute idéologie ou de tout parti politique.

La plupart des parlementaires furent d'accord avec lui et le projet de loi de libéralisation de l'avortement ne fut pas approuvé. Lorsqu'il pénétra dans le Parlement, tout le monde se leva pour l'applaudir. Cet hommage le fit sourire. Il se prit pour un torero triomphant.

Retenons ceci, mes enfants, qu'il y a des milliers d'enfants au Guatemala qui lui doivent la vie.

*

Que puis-je vous raconter encore ? Au départ, je m'étais dit que cinq ou six lettres seraient suffisantes alors que j'ai dépassé la mesure et que je n'ai pas encore abordé tous les sujets, dont celui de son caractère à la fin de sa vie.

Devenu charmant, les gens lui faisaient tout de suite confiance parce qu'il était près de tout le monde. Il s'adressait à chacun dans son langage, à ses collègues, à un enfant, à une petite indigène, à un ami. Voilà pourquoi il en avait tellement. Je l'entends encore dire :

– Écoute, mon vieux…

Avec une affection immense ! De nombreuses personnes m'ont individuellement confié qu'elles se sentaient vraiment aimées de lui.

C'était une évidence. Dans ce sens, si quelqu'un, un médecin par exemple, s'adressait à lui en tant que « docteur », il lui disait :

– Écoute, nous sommes bien amis, non ? Ne m'appelle plus docteur, tutoie-moi.

Il était très humble et c'est pour cela qu'il savait commander : il connaissait bien ses défauts et ses limites, il savait stimuler et il n'était pas rancunier.

*

Je perçois de plus en plus nettement que cette attitude était le fruit de son grand amour de Dieu. Il était dynamique, sans être pour autant un activiste effréné, un amoureux, un chrétien cohérent, un catholique responsable dans le contexte du monde et de l'Église où il vécut.

Il comptait pour tout et en tout sur le bon Dieu qui était sa référence. Avec l'âme d'un combattant, il s'empressa de lutter contre l'oubli, le déni croissant de Dieu dans la société de son temps, de se battre contre l'idée d'une nature humaine animale. Il s'investit dans ce combat, jusqu'à la limite de ses forces, jusqu'à la fin.

À son grand âge, ayant compris que le Rosaire était une prière qui tombait en désuétude, il fit éditer des dizaines de milliers de petits fascicules en accordéon avec des prières à la Sainte Vierge. Encore un problème pour lequel il trouva une solution.

Des solutions générales, comme son accordéon. Mais aussi une réponse personnelle, un conseil amical, une issue personnelle. Les recettes générales n'étaient pas son genre, ni en tant que médecin, ni en tant que chrétien.

Par l'exemple qu'il donnait, il incitait à bien faire. Il réglait ponctuellement ses employés, il payait correctement ses impôts. Et ce comportement civique et social très fort poussait les étudiants de Ciudad Vieja à accomplir leurs devoirs de citoyens. En ce sens, en 1976, il leur proposa des cours qu'il intitula « Sommes-nous de bons contribuables » ?

Lors de la fondation de la Mutuelle Médicale Guatémaltèque où il travailla pendant longtemps, il rédigea le point n° 4 des statuts : « *La mutuelle remboursera toujours le bénéficiaire un peu plus que de droit mais jamais, pour aucune raison, un peu moins.* »

Était-il pour autant sans défaut ? Vous pouvez me poser cette question quand même, mais vous avez constaté qu'il en avait, je vous en ai déjà parlé. Or, jour après jour, la grâce de Dieu aidant, il les a combattus.

Il s'attacha à mieux éduquer ses enfants, lourde tâche compliquée puisqu'il avait été élevé au début du siècle, avec les critères autoritaires du XIXe.

Il eut à élever mes frères et ma sœur entre les deux guerres mondiales, dans les années trente et quarante. Et moi, dans les années cinquante et soixante, avec un nouvel état d'esprit. Une période de gros changements dans la société, plus rapides qu'à nulle autre époque.

Jadis, nos parents nous menaient à la baguette. Normalement, cela suffisait. Désormais, il faut apprendre à écouter, à céder quelquefois, à fléchir à d'autres moments.

Ses amis témoignent, avec de nombreuses anecdotes, de sa volonté de mieux faire. Certains d'entre eux, par exemple, se trouvaient avec lui dans un conseil de direction. Avant de commencer, il avait demandé à la secrétaire de ne pas les interrompre. Elle n'en fit pas grand cas et nous dérangea souvent. Grand-père haussa le ton et la somma de disparaître.

En sortant, il lui demanda de l'excuser de l'avoir malmenée et se tournant vers Julio Matheu, il lui dit :

– Il faut veiller sur nos sautes d'humeur, ce sont des secousses du diable. Demandons au Seigneur de nous accorder la grâce de nous maîtriser.

Les années passant, il devint plus souple, contrairement à ce qui arrive lorsque l'on atteint un certain âge. Les nouvelles l'intéressaient toujours. Le monde se modernisait, et lui se pliait à ce rythme. Il remplaça sans souci son chapeau-melon des années vingt et enfila les jeans des années soixante, tout à fait naturellement. Dans ce sens, il avait déjà quatre-vingts ans passés quand il demanda à un étudiant de Ciudad Vieja de lui donner des cours d'informatique. Et il s'y mit avec succès.

Mes enfants, vous êtes des enfants du numérique, vous évoluez dans la cybernétique, sans que cela ne vous pose problèmes. Mais pour quelqu'un de son âge, cela revenait à quitter les diligences qui mettaient dix-sept heures pour arriver à Antigua pour se lancer sur les « autoroutes de l'information ».

De ce fait, il détestait la parlotte des petits vieux, tournée vers le passé nostalgique, un dépôt de meubles anciens.

Un jour il fut invité par une vieille dame qui allait lui faire un don pour une œuvre apostolique. Celle-ci se mit à lui parler de sa jeunesse. Grand-père lui dit qu'il était pressé et la quitta très vite.

Dans la rue, il retrouva celui qui l'accompagnait ; celui-ci lui fit comprendre que cette dame avait besoin de parler et qu'il aurait été plus gentil de la laisser s'épancher. Grand-père le reconnut et lui rendit visite quelques jours plus tard pour lui parler des temps de jadis :

– Vous souvenez-vous de… ? Ah, la belle époque !

*

Il ne rejetait pas le passé, mais il ne voulait pas le traîner pour ne pas se sentir bloqué. Cela dit, il aimait les personnes qu'il avait connues toute sa vie durant et s'intéressait à elles. En fait, dans ses écrits, il en évoque un grand nombre. Entre autres « le souvenir très cher de sœur Mathilde, Fille de la Charité, c'est-à-dire de l'amour, infirmière, très douée, avec une expérience renforcée par son amour des autres. Toujours prête à servir en acceptant les souffrances les plus cruelles.

Je suis allé la voir un jour. Elle me dit : Docteur, « je suis devenue aveugle… ». Comme si de rien n'était, comme si elle m'avait parlé de quelqu'un d'autre.

Je l'ai revue récemment à l'Hôpital Pierre de Betancourt. Toujours la même, ma sœur Mathilde, toute douce, humble et charmante. »

*

Grâce à ce combat contre ses défauts, son caractère changea de façon surprenante. Pour tante Clarita, « Il était devenu un petit vieux charmant, serein, qui partageait sa paix ».

Sa vie déborde d'espérance pour nous. D'aucuns se disent qu'à partir de quarante ans, on n'a plus rien à faire. Or papa se livra à Dieu alors qu'il avait plus de cinquante ans ; il lutta sans cesse jusqu'à son grand âge et sa vieillesse fut très féconde. Que serait-il devenu si, lorsqu'il rencontra don Antonio, il lui avait dit : « il est trop tard pour moi. J'ai raté mon train » ?

Son existence, reflet de sa volonté de vivre, nous montre que chaque moment – la vieillesse y compris – est un temps de rêve, d'espérance et de sainteté, que l'on peut toujours commencer et recommencer.

*

Je viens de vous dire – et je termine cette lettre là-dessus – que grand-père luttait contre ses défauts. Or, si j'ose m'exprimer ainsi, il y avait quelque chose chez lui qui m'agaçait, son empressement à être toujours ponctuel à la Messe.

Je l'entends encore me dire :

– José Luis, José Luis, on ne va pas y arriver. Dépêche-toi. Allons, allons, allons… !

Il attendait passionnément l'heure de la Messe. Pour rien au monde, il n'aurait toléré le moindre retard. La Messe était le centre de sa vie. Il n'aurait pas su vivre sans elle, c'était une évidence.

À cette époque, cet élan me semblait excessif. Une manie, pour tout vous dire. Et tous les dimanches la même rengaine :

– Allons, allons, José Luis, nous sommes en retard, dépêche-toi !

Aujourd'hui je comprends qu'il n'était pas ni obsédé ni maniaque mais follement épris. Il souhaitait ardemment recevoir le Christ et il avait le comportement d'un amoureux de quinze ans qui ne veut pas rater son premier rendez-vous ! Parfois, il hâtait le pas et arrivait avant l'heure, devant la porte de l'église fermée. Il attendait alors, près du portail, que le temple soit ouvert.

Je vous embrasse tendrement.

À la prochaine !

Papa

Quinzième lettre. 1989

8 septembre 2000

Mes chers Jorge, Paola et Diego !

Dans ma dernière lettre j'en suis resté à l'impatience de grand-père. J'ai bien réfléchi et je me dis que ce mot est déplacé, puisqu'il évoque l'inquiétude, le désappointement, la perte de maîtrise de soi. Or la sérénité fut l'atout de papa jusqu'au bout.

En effet, il s'agissait de la bonne impatience de son empressement à aimer le Seigneur, à faire le bien en permanence. Cette urgente volonté d'aimer l'habita toutes ses dernières années. À quatre-vingts ans, il faisait toujours des choses qui… Mais je préfère vous décrire ses journées pour que vous en tiriez vous-mêmes votre conclusion.

Il était debout très tôt le matin, dès 5h15. Il s'agenouillait et offrait sa journée à Dieu. Son premier regard se posait sur le tableau du Cœur de Jésus, les bras ouverts, sur sa table de nuit. Puis, il faisait sa toilette. Il avait l'habitude de prendre un bain d'eau froide. Ensuite, dans sa chambre, il disait son chapelet, une première dizaine, près de la baie vitrée qui donne sur le jardin, où tout ce qu'il contemplait est toujours en l'état, la Croix, la statue de la Vierge Immaculée.

Je me levais un peu plus tard et je le découvrais recueilli, en silence, les yeux rivés sur le Crucifix. Je n'oublierai jamais sa façon de contempler le Seigneur.

Il partait à l'église, pour y être à 6h30 et se recueillir devant le Tabernacle pendant une demi-heure, avant la Messe. S'il n'avait pas la possibilité de partir en voiture, il me demandait de le conduire sur ma moto.

Puis, rentré à la maison, il enfilait sa tenue de sport et partait courir : certes, au rythme de ses quatre-vingts ans… Lorsqu'il eut quatre-vingt-dix ans environ, nous lui avons suggéré de s'installer sur un terrain de basket-ball, où il marchait d'un bon pas, sans courir. Malgré tout, cela représentait pour lui un gros effort, compte tenu de son âge !

Quand il pleuvait, de peur qu'il ne tombe en glissant, maman lui recommandait de faire attention aux feuilles des arbres qui cachaient des flaques. C'était dangereux.

Et alors que de nombreuses personnes, à cet âge, s'entêtent et n'arrivent pas à changer, Il parvenait à rectifier ce qu'il voyait nécessaire de changer. Un jour, il nous raconta l'histoire de la grenouille qui voulut se faire plus grosse que le bœuf, pensant qu'elle arriverait à arrêter la charrue qui l'empêchait de circuler.

– Elle s'enfla tellement qu'elle en creva.

– Et alors ? – lui avons-nous demandé.

– Eh bien ! Moi, aujourd'hui, je me suis trouvé, sur un endroit avec beaucoup de feuilles par terre, à me dire : “si tu continues, tu vas glisser”. Et au bout de quelques tours, bam ! j'ai trébuché et je suis tombé. J'ai pensé à cette grenouille et j'ai décidé de changer de sport. Désormais, je vais faire du vélo !

Nos yeux s'écarquillèrent, et ensemble nous lui avons dit :

– Du vélo ?

– C'est ça. Un vélo d'appartement, bien sûr !

Sitôt dit, sitôt fait. Il s'est acheté un vélo d'appartement, que nous avons installé dans la pièce du fond. Il en parla à Oswaldo

Chacon, un ami passionné de cyclisme, pour savoir s'il pouvait l'accompagner. Oswaldo accepta avec plaisir.

– Docteur, à votre âge, il vous faudrait faire vingt-minutes de vélo, trois fois par semaine.

– Vingt minutes. C'est bon ! répondit grand-père de son air coquin. Il faut alors que tu m'accordes quarante minutes au moins.

En voyant sa surprise, il ajouta :

« Ce sera largement suffisant pour ce que nous avons à faire. Tu m'entraînes pendant vingt minutes et je te fais un cours sur la Foi chrétienne, les vingt minutes restantes. Tu es mon entraineur pour le cyclisme, je suis ton entraîneur en religion. Ça te va ? »

Il était si drôle lorsqu'il encourageait les autres à mieux connaître Dieu, qu'Oswaldo accepta et à partir de là, ils se sont entrainés l'un l'autre.

Quant au sport, il y a des avis divergents. Certains disent qu'à Paris, il faisait du sport. Il ne nous en a jamais parlé. Mais je pense qu'il n'en a pas beaucoup fait dans sa vie, du sport tel que vous, les jeunes, vous en faites aujourd'hui. Car pour ce qui est de bouger, il n'arrêtait pas de se démener pour des raisons professionnelles.

Ceci dit, pour me faire plaisir, il commença à faire du sport lorsqu'il eut soixante-quinze ans. Il voulait garder la forme pour que j'aie un papa jeune et non pas un géniteur vieux et mal portant. L'amour et le souci des autres l'emportaient toujours.

Je reprends son horaire. Après son sport, il prenait une douche et son petit déjeuner. Vers 9h30, pour bien profiter de son temps, il faisait le plan de sa journée.

Cela lui a toujours permis de vivre de façon décontractée et de profiter de chaque instant pour son apostolat personnel. Et c'est pourquoi, à son âge, il arrivait toujours à faire ce que moi j'avais du mal à réaliser du haut de mes quarante ans.

Et, bizarrement, il n'était jamais stressé. L'ordre l'aidait vraiment. Il faisait ce qu'il pouvait ce jour-là et laissait le reste pour le lendemain. Ce qui n'est pas toujours facile. Sachant bien qu'une journée n'a que vingt-quatre heures, il ne se proposait rien d'impossible, sous sa devise « Aujourd'hui, maintenant ».

« Ma tâche essentielle – écrit-il en 1989 – est d'obtenir des fonds pour le fonctionnement du Centre et pour les bourses des étudiants.

Grâce à l'aide généreuse de beaucoup d'entreprises du secteur privé, nous avons une centaine de bourses pour nos étudiants qui viennent de la province pour faire leurs études à la capitale.

Tous les matins, j'ai rendez-vous avec 5 ou 6 chefs d'entreprise. Et jusqu'à présent, je n'ai jamais sonné à une porte sans avoir immédiatement perçu le battement généreux de leurs cœurs. Donner de l'argent ne dépend pas d'en avoir ou pas, mais de leur grand cœur. Je remercie la bonté avec laquelle je suis toujours accueilli. »

Ciudad Vieja était son principal souci, mais pas le seul puisqu'il était investi dans de nombreux projets en tout genre. Des activités pour étudiants, comme Ciudad Vieja, pour ouvriers, comme Kinal, pour des femmes à revenus modestes, comme Junkabal.

Vers 13h, il rentrait en disant une autre partie du chapelet dans sa voiture. Il n'y manquait jamais. En dépit de son intense activité, il réussissait à dire le Rosaire complet tous les jours, avec ses mystères joyeux, douloureux et glorieux et les litanies.

Nous déjeunions ensemble et après un moment de détente, il faisait une petite sieste de vingt-minutes, pas plus. Ce repos le requinquait complètement.

L'après-midi, il travaillait encore. Vers 15h30, il s'installait à Ciudad Vieja, dans son bureau. En arrivant, il allait à la chapelle pour rendre visite au Saint-Sacrement puis il étudiait des dossiers universitaires, il discutait avec les étudiants, ou encore il préparait ses cours de formation chrétienne.

Il se rendait ensuite à l'Oratoire, où, pendant un bon moment, il accompagnait le Seigneur. La lecture de l'Évangile, une demi-heure d'oraison, sous le regard de Notre-Dame-des-Douleurs.

Vers 18h, il revenait chez nous. Plusieurs fois par semaine, il donnait des cours de doctrine chrétienne. De nombreux cours, tellement que je ne saurais exactement vous dire combien de personnes il fréquentait, plusieurs dizaines, je pense.

Leur âge était variable. Un cours aux jeunes gens, une causerie à des personnes de mon âge ; le lendemain, un autre à des seniors, comme lui. Un jour il avoua dans l'un de ces groupes que si l'on tenait compte de l'âge des assistants, on frôlerait le millénaire. Et c'était bien vrai.

Ses exposés étaient vibrants, enflammés. Il ne se contentait pas de faire son cours : il en discutait ensuite avec les assistants, un par un, pour les encourager à fréquenter le Seigneur.

Et ce, un jour après l'autre, sauf le lundi où c'était lui qui assistait à son cours de formation. Ses amis évoquent l'intérêt avec lequel il y assistait, tout comme aux méditations du prêtre. Il s'installait au premier banc de l'oratoire pour mieux l'entendre, avec son audiophone à l'oreille gauche, et il priait, les yeux rivés sur le Tabernacle.

*

J'étais surpris de le voir toujours préparer des cours qu'il avait faits un nombre incalculable de fois. Je me disais qu'avec sa facilité, il aurait pu s'en sortir autrement, avec un peu moins d'effort.

Mais il ne se contentait pas de ça. Il travaillait sur les sujets – sanctification du travail, mariage, vocation chrétienne, par exemple – en consultant les Évangiles, le Catéchisme, les écrits des Pères de l'Église, des saints. Puis il rédigeait son cours, accompagné de plusieurs anecdotes.

Dès que le Magistère publiait quelque chose, une encyclique du Pape, une lettre pastorale de l'évêque, etc., il s'y plongeait pour transmettre cet enseignement le plus rapidement possible.

Il aimait le Pape de tout son cœur. En 1962, Jean XXIII, reconnaissant pour son service envers l'Église, le nomma Chevalier de l'Ordre de Saint-Sylvestre. Don Antonio m'a précisé par la suite que, tout en ayant été très touché par cette nomination, il ne voulut pas acheter un habit de Chevalier. En effet, il n'attendait aucune reconnaissance de la part de l'Église qu'il avait toujours servie avec un détachement personnel total.

Par ailleurs, il s'attacha à diffuser largement le magistère de Paul VI et l'enseignement de l'encyclique *Humanæ vitæ*.

En 1983, lors de la visite de Jean-Paul II au Guatemala, il publia des livrets qu'il distribua abondamment, pour permettre aux Guatémaltèques de se préparer à sa venue.

Il respectait délicatement la liberté intérieure de ses amis, leurs cheminements, inspirés par l'Esprit-Saint. Et lorsque quelqu'un lui demandait un conseil pour mieux fréquenter la Sainte Vierge, il ne se contentait pas de l'encourager à dire le chapelet. Il lui en offrait un, lui expliquait l'origine de cette prière et l'aidait à considérer les mystères.

Il éclairait ses amis sur tel ou tel aspect de la foi, avec un langage adapté à leur mentalité et à leur formation. Il leur prêtait des petits livrets. Si besoin, il lisait avec eux sur le catéchisme pour leur expliquer tout ce qu'ils ne comprenaient pas.

Certains avaient des difficultés à se déplacer, compte-tenu de leur âge, ou de leur état de santé. Otto Vinicio était paralysé des deux jambes. Grand-père, dès qu'il le sut, fit placer chez nous une rampe d'accès. Otto avait été un grand sportif, grand-père l'invita à Kinal pour qu'il s'adresse aux jeunes et se sente utile auprès d'eux.

À la fin de ses cours, lorsque tous étaient partis, il enfilait sa robe de chambre bleue, s'installait près du téléphone et appelait les amis du lendemain. Comme il était au courant de leurs soucis, il prenait des nouvelles de leur famille, plaisantait avec eux, les encourageait.

Ensuite, nous dînions. Puis, il discutait et jouait un moment avec vous, qui couriez dans tous les sens, sur le tapis, les couloirs. Vous étiez trop petits pour vous en souvenir. Mais grand-père était heureux avec ses petits-enfants. Puis, il se recueillait jusqu'à 22h. Il faisait un bref examen de conscience et disait, à genoux, trois Ave, avant de se mettre au lit.

Et cela, tous les jours que Dieu a faits.

*

En 1989, nous avons fêté ses quatre-vingt-dix ans, en famille, et toute la famille est venue chez nous. Ce fut quelque chose d'inoubliable ! Imaginez le salon, le couloir, avec des tables ! Sur sa table, un bouquet de quatre-vingt-dix roses que ses amis lui avaient offertes.

Grand-père accueillit tendrement tous les siens, chaque petit enfant.

Très drôle, il prenait chacun à part et lui disait à l'oreille :

– Tu es mon chouchou.

Et encore :

– Tu es mon pitchounet, ma petite pichounette.

Et il disait vrai. Chacun de vous était son petit-fils préféré, dans son cœur il y avait de la place pour tous. Et il le disait si gentiment que chacun sentait vraiment qu'il était l'élu de son cœur.

*

Un anniversaire au comble du bonheur dont il nota ses impressions.

« Un de mes enfants m'a récemment dit en plaisantant : papa, de quoi vas-tu mourir si tu es en pleine forme ?

Je lui ai répondu que j'allais vivre autant que le bon Dieu voudrait, jusqu'à cent ans, si telle était sa Volonté. Et comme Dieu voudra, en bonne santé ou malade.

Ce que je souhaite c'est de le servir toujours comme j'ai essayé de le faire jusqu'à présent… J'ai tout reçu gratuitement, c'est gratuitement que j'essaye de tout donner aux autres.

J'ai un ami à Miami, un médecin brillant qui pense qu'il ne va pas mourir, ou qu'il va partir dans très longtemps. Je lui ai dédicacé le petit livre, « *Au-delà de la mort* » : « …prépare-toi à bien mourir et non à être porté aux nues, dans toute sorte d'hommages ».

En ce qui me concerne, je m'y prépare tous les jours, en me disant que c'est le dernier de ma vie, et je m'applique à faire de mon mieux tout ce que je fais, en l'offrant au Seigneur.

C’est sur nos œuvres que nous serons jugés et non pas sur les postes importants occupés où sur les titres accumulés. »

*

Encore une fois, je me suis laissé emporter au-delà de ce que j’avais prévu. Rien de moins que quinze lettres !

Je vous aime,

Papa

Seizième lettre. 1990

2 octobre 2000

Mes chers Jorge, Paola et Diego !

Suis-je en train de vous tracer fidèlement le portrait de grand-père ? Je me le suis demandé tout à l'heure. Ce n'est pas une tâche facile. Il avait une personnalité très riche, dans sa simplicité : il était très spirituel et très humain. Il était profondément humble et avait une grande force de caractère, car l'humilité n'est pas incompatible avec la force.

Il était audacieux, déterminé, serein et prudent en même temps. Sérieux et responsable, avec un grand sens de l'humour et un penchant étonnant à se moquer de lui-même. Le jour où, s'efforçant de gravir les étages d'un immeuble sans ascenseur et se voyant reflété sur la glace d'un palier, il vit un vieillard se rapprocher de lui, il se dit : « Ce monsieur est vraiment au bout du rouleau. Il a l'air vraiment mal… »

Et il éclata de rire lorsqu'il s'aperçut qu'il était devant un miroir.

*

Il était d'un naturel optimiste, il envisageait avec enthousiasme tout ce qu'il entreprenait. À tel point que malgré nos 57 ans de différence, son cœur était plus jeune que le mien.

Il manifestait une joie débordante et contagieuse qui ne l'empêchait pas de reprendre les autres. S'il avait à le faire, il le faisait.

Et plus il le faisait, plus les gens l'appréciaient. C'était vraiment surprenant.

Lorsqu'il nous quitta, l'un de ses collaborateurs ne s'arrêtait pas de pleurer ; je lui demandai :

« Comment se fait-il que vous soyez si touché alors que mon père vous trouvait très lent au travail et ne faisait que vous gronder ?

– Le docteur m'aimait bien, c'est pourquoi il me corrigeait tellement. »

Il ne s'est jamais ennuyé, jamais plaint. Lui servait-on des haricots rouges à midi, il les trouvait délicieux. Il s'adaptait à toute circonstance, chose étonnante chez quelqu'un de son âge.

Comme c'était un bourreau de travail, j'avais du mal à l'inviter le week-end chez nous, à la campagne. Là, l'église est assez loin, mais il allait tous les jours à la Messe. Des week-ends délicieux. Sur ma moto, nous allions cueillir des mûres, plonger dans la rivière. Quel bonheur ! Cependant, au bout de deux jours, il voulait partir.

– Ça fait longtemps qu'on est là. Je dois retourner au travail, appeler mes amis au téléphone…

*

Un jour, on l'appela d'urgence. L'Association des Amis de Ciudad Vieja devait régler une facture importante dans un délai d'un mois et ils ne savaient pas comment faire. Ils ont bien réfléchi avec grand-père qui leur a alors proposé :

– Et si nous organisions un cours de spécialisation pour ingénieurs de l'industrie sucrière en proposant aux professeurs intervenants de faire bénévolement leurs exposés, au profit de Ciudad Vieja ?

Ce fut une excellente idée. Leurs ennuis financiers seraient réglés et, en même temps, ils auraient collaboré au développement du pays.

– D'accord. Mais auparavant il faudrait en parler au Président de l'Association des Sucriers.

– Parfait. On le fait demain même et on démarre le projet – acquiesça mon père.

La suite, c'est Alejandro Deutschmann, qui l'accompagna le lendemain, qui me l'a rapportée.

Arrivés dans les locaux de cette Association, ils ont compris que les ascenseurs étaient en panne alors que le siège était au neuvième étage.

– Revenez ce soir, tout sera réparé, leur dit quelqu'un.

Alejandro fit demi-tour mais se retourna quand même pour voir ce que faisait grand-père qui avait déjà gravi les premières marches de l'escalier.

– Allez, mon vieux, courage ! Il n'y a que neuf étages.

Alejandro hésita puis se mit à monter derrière lui. Au bout de trois niveaux, ils se sont arrêtés pour souffler un peu.

– Que fais-tu là ? lui demanda grand-père

– Vous voyez bien… je monte des escaliers – lui répondit Alejandro, haletant.

– Et rien d'autre ? Tu ne penses pas à ce que don Julio nous a dit hier ?

Alejandro, qui n'en pouvait plus, ne voyait pas de qui il parlait.

– Don Julio ?

Et soudain, il réalisa qu'il s'agissait de l'abbé Ortiz, le prêtre qui leur avait prêché une récollection la veille.

– Don Julio nous a bien dit que nous pouvions offrir à Dieu ce qui nous coûtait tout en lui demandant des vocations : « Des âmes, Seigneur, elles sont pour toi, pour ta Gloire ». Eh bien voilà ! Nous n'avons que ça à demander : des âmes ! À chaque marche, une âme pour le Seigneur !

Et ils s'y sont mis, péniblement, jusqu'au neuvième. Quel effort pour un octogénaire ! Tous les deux, arrivés au bout, exténués, se sont reposés un petit quart d'heure, avant d'entamer leur démarche.

Cela montre combien grand-père était près du Seigneur. Une marche après l'autre. Une vertu après l'autre, un jour après l'autre, en luttant tous les jours. Sans rien de spectaculaire dans sa vie, ni dans sa façon de rapprocher de Dieu des centaines de gens, des milieux les plus disparates du Guatemala. Toujours un par un, une personne, un ami, une marche après l'autre. Une âme pour le Seigneur, à chaque marche !

*

Son âme entraînait son corps. On ne saurait expliquer autrement la vitalité débordante de son âge.

Curieusement, il avait toujours pensé qu'il atteindrait le grand-âge. Je pense maintenant à Manolo Lara, son ami dentiste chez lequel il me déposa quand ma maman tomba malade. Je vous en ai déjà parlé. Eh bien, depuis longtemps Manolo lui avait gentiment fait remarquer :

– Neto, étant donné notre grand écart d'âge, je pense que tu ne vas pas tarder à prier pour moi là-haut !

– En effet, nous devons être prêts à nous en aller à tout moment ; cela dit, probablement tu partiras avant moi – lui dit mon père tout souriant. Aussi, je te prierais d'intercéder pour moi lorsque tu seras près de notre Seigneur.

Et c'est ce qui se passa. Manolo décéda d'un arrêt cardiaque vingt-cinq ans avant lui.

*

Mais il savait que malgré sa bonne santé, Dieu pouvait l'appeler à tout instant. Il nous assurait alors : « Mes valises sont prêtes ».

Prêtes spirituellement parlant. Il avait déjà fait son testament ainsi qu'une liste de petites bricoles assignées à chacun de nous, celles que l'un ou l'autre aimait le plus.

Il avait pensé à mon bibelot préféré, un petit âne. Il me l'attribua ! « Pour mon fils, José Luis ».

Je savais ce que ce petit âne l'inspirait, il ne souhaitait que lui ressembler, être humble, fidèle à la Volonté de Dieu.

J'en fus extrêmement touché. Un héritage précieux, son meilleur cadeau.

Je continuerai plus tard.

Je vous aime !

Papa

Dix-septième lettre. 1991

17 octobre 2000

Mes chers Jorge, Paola et Diego !

Je vous écris ma dernière lettre aujourd'hui, en ce premier anniversaire de la mort de grand-père.

Tout a commencé au début de l'année 1991. De plus en plus fatigué, toujours attaché à cette activité, il avait cependant du mal à faire ses cours. Son corps ne répondait plus.

Oncle Francisco et tante Clémen sont arrivés de Mexico pour fêter son 92e anniversaire. Très heureux, il n'arrêtait pas de dire : « Plus que huit petites années pour le centenaire ! » En rendant grâces à Dieu de lui avoir accordé cette longue vie, il lui demandait quelques années de plus à son service, si telle était sa Volonté.

J'étais inquiet parce que la plaque placée dans sa bouche lors de son opération le gênait et qu'il n'avait pas consulté de médecin depuis. Soucieux des autres, il ne s'occupait pas de lui. J'en ai parlé à Clémen avant qu'elle ne s'en aille. Sa fille aînée était en mesure de lui en parler autrement que moi.

Aussi lui dit-elle plus ou moins ceci, très clairement :

– Papa chéri, vous ne pouvez pas vous permettre le luxe de ne pas consulter de chirurgien. Prenez-le sur votre temps, mais appelez tout de suite le médecin et demandez-lui un rendez-vous.

Ma sœur et son mari sont repartis au Mexique. Grand-père a obéi. Il n'y a pas que les enfants qui sont sommés d'obéir ; les parents aussi, à un moment donné. Il se rendit chez le médecin et celui-ci détecta que le cancer avait touché sa mâchoire droite. Or, maintenant, il était plus faible que lorsqu'il avait 82 ans !

Don Antonio nous accueillit. Nous eûmes d'autres avis par ailleurs. Mon beau-frère Francisco l'appela, de Mexico, pour lui dire qu'il avait contacté un ami spécialiste qui était prêt à se déplacer pour le voir.

Nous en avons parlé tous les deux, et nous ne savions pas quoi faire. S'il ne se faisait pas opérer, la tumeur risquait de toucher le visage et il en mourrait, avec un faciès monstrueux. Or une intervention à son âge était à haut risque. S'il s'en sortait, il n'aurait plus aucune autonomie. En lui extirpant cette partie du visage, il risquait de perdre un œil. Que faire ?

Quant à lui, il était tellement disposé à se faire opérer que mon beau-frère, en tant que psychologue, se permit de lui demander :

– Ernesto, as-tu réalisé que tu as 92 ans ?

– Bien sûr et je suis disposé à le faire.

Francisco ne savait pas en quoi consistait exactement cette opération, mais il savait que si le cancer était étendu, il faudrait l'amputer de la moitié du visage.

– On devra t'ôter le maxillaire supérieur, tu peux en perdre un œil !

– Et alors ? – plaisanta papa –, un seul œil me suffit !

Là-dessus, Francisco comprit qu'il était psychologiquement prêt à faire face à cette possibilité. « Quelqu'un d'autre aurait déprimé, aurait commencé à prendre congé de nous », nous dit-il. Or son beau-père ne voulait que vivre et travailler pour le Seigneur.

Pour finir, nous décidâmes de partir à Houston pour y voir plus clair. Clémen et moi, nous sommes allés avec lui.

Ce fut très dur. Arrivés à l'Hôpital, le chirurgien qui l'avait opéré jadis nous accueillit froidement. Grand-père s'adressa à lui très gentiment :

– Docteur, me reconnaissez-vous ? Vous m'avez…

– Ouvrez donc la bouche – lui dit sèchement le spécialiste, sans répondre à sa question, tout en lui ôtant sa prothèse.

– Docteur, dit Clémencia, nous nous sommes dit que quelques séances de radiothérapie…

– N'y pensez pas – trancha-t-il. Il faut opérer. Je vais prescrire les analyses.

Il tourna les talons, ferma la porte, partit sans dire au revoir.

J'ai pensé qu'il allait revenir, mais Clémen me dit : « Suis-le » et j'ai couru dans le couloir pour le rattraper. À midi, il allait déjeuner.

– Docteur – lui dis-je. Puis-je vous parler un instant. Mon père à 92 ans, envisagez-vous qu'il puisse perdre sa tête, tomber dans le coma, ou qu'il lui arrive n'importe quoi d'autre ? Alors ?

Il me répondit froidement :

– Dans ce cas-là vous devez signer une décharge nous permettant de l'appareiller. Au revoir.

Et, là-dessus, il me laissa sur place.

Avec un nœud à la gorge, je suis rentré dans sa chambre. Mon père pensait toujours que le médecin allait revenir. Il croyait que j'étais sorti pour une démarche personnelle urgente. Nous lui avons tout dit. Nous sommes rentrés à l'hôtel. Tante Clémen était bouleversée, et moi, je ne vous dis pas. Mais le bon Dieu me donna la force de lui parler :

– Papa, je suis très mal placé pour vous dire ce que vous devez faire. Mais je me permets de vous suggérer d'aller cet après-midi prier à l'Oratoire d'un Centre de l'Œuvre. Je sais que le bon Dieu est partout, mais vous serez très à l'aise là-bas. Allez-y pour en discuter avec le Seigneur.

Son regard serein me fit comprendre combien il appréciait ma façon de réagir. Nous avons déjeuné ensemble. Puis, une fois arrivés au Centre, nous l'avons laissé seul, à l'oratoire, pour qu'il puisse décider, comme il avait l'habitude de faire, près du Seigneur.

Lorsque nous sommes rentrés au Guatemala, il n'allait pas bien du tout physiquement parlant, mais il n'avait pas perdu son sens de l'humour. Quand on lui demandait ce qui s'était passé, il répondait qu'on lui avait fait une biopsie, que c'était un cancer, qu'à son âge l'opération n'était pas envisageable, le risque était très grand.

Et il souriait à la fin de ce discours bien établi.

Au mois de juillet, puis en août 1991, sa santé se dégrada. À l'Hôpital Bella Aurora, les médecins ont procédé à une radiothérapie extrême qui affecta son cerveau, et l'affaiblit. Il perdit le sommeil et la notion du temps.

On est arrivé à le faire dormir régulièrement, la nuit, mais le reste de la journée il était assoupi. La seule façon de le faire revenir à lui était de lui proposer de réciter le Rosaire.

Dans cet état-là, il accepta avec amour la volonté de Dieu, sans se lamenter. Son seul souci fut alors la communion ; il tenait à prier, à nous rapprocher de Dieu.

À l'Hôpital, il s'était très bien entendu avec Benjamin Antonio, un infirmier de trente ans, très expérimenté. Par la suite, nous lui avons proposé de venir s'occuper de lui chez nous. Un surcroît de travail qu'il accepta volontiers tellement il était attaché à grand-père.

Nous avons ainsi réglé notre gros souci, autrement dit, des semaines pour nous en occuper à tour de rôle, maman et moi, plusieurs membres de la famille et des amis de l'Opus Dei. Malgré tout nous n'y arrivions presque pas. Maman s'occupait de vous, vous étiez tout petits, et de la maison. Moi, j'avais les cours à l'Université. Nous ne sortions plus et grand-père ne pouvait pas être soumis à ce roulement de personnes. Il avait besoin d'un professionnel. Benjamin fut jour et nuit à son chevet.

Il fut un homme exemplaire, émerveillé de voir que pendant ses soins, il n'y eut aucun rejet, aucun avis personnel. Grand-père craignait cependant un peu le rasage. En effet, la première fois, le rasoir était tout neuf et probablement son infirmier lui avait fait un peu mal. Grand-père n'avait rien dit, mais chaque fois qu'il recommençait, il lui demandait :

– Le rasoir est bon ?

– Oui, docteur, répondait Benjamin qui savait d'où sortait cette demande. J'ai vérifié, les lames sont bonnes.

Au début, Benjamin lui faisait faire un petit tour jusqu'au Géminis Diez, pour le distraire un peu. Grand-père, dans la mesure de ses forces, faisait tout son possible pour l'en remercier.

Lorsque Benjamin enfilait sa blouse blanche pour les soins, papa le prenant pour un ami, pour l'un de ses anciens étudiants à la fac, le sermonnait :

– Tu as bien travaillé ?

– Pas trop docteur, disait Benjamin en le faisant marcher.

– Eh bien, comme je ne veux pas t'ennuyer, je ne te ferai pas passer cet examen. Moi, je tiens à ce que tu apprennes, à ce que tu travailles. Je vais t'écrire les points à réviser pour te faire passer l'épreuve dans une semaine.

Et de sa main tremblante, il essayait de rédiger les questions.

Au début, Benjamin le conduisait à la paroisse, sur son fauteuil roulant. Le curé était bluffé de voir qu'un monsieur dans son état tienne tellement à la Messe. Pour lui faciliter les choses, il lui proposa de l'installer à la sacristie, près de l'autel. Et, alors qu'il n'arrivait presque plus à ouvrir sa bouche, il fallait le voir communier. Quel amour ! Quelle dévotion !

Puis, il n'y arriva plus. J'en fus attristé parce qu'il tenait tellement à recevoir ainsi son Seigneur !

*

Il déclina au point qu'il était pratiquement tout le temps assoupi, même s'il y avait des intervalles dans la journée ou pendant la nuit, où il retrouvait sa conscience.

Alors, très souvent, il s'adressait à Benjamin :

– Tu es prêt ?

– Prêt à quoi, docteur ?

– À quoi donc, voyons ? C'est l'heure de la Messe !

– Allons-y docteur, disait Benjamin en l'aidant à s'asseoir sur son fauteuil.

Il souhaitait ardemment communier. Benjamin le promenait dans le couloir jusqu'à ce qu'il s'assoupisse, le regard perdu au loin. Puis, il le ramenait dans sa chambre, le couchait. Quelques heures plus tard, il s'écriait encore une fois :

– La Messe ! La Messe !

La maladie permit que son âme fut, pour ainsi dire, à vif, à la vue de tous. Il ne pouvait plus nous cacher toutes les œuvres de charité qu'il avait toujours faites en secret.

– Approche, viens… – chuchotait-il à Benjamin. T'ai-je déjà signé le chèque ?

– Quel chèque, docteur ?

– Le chèque dont je t'ai parlé. Tu y vas de ma part et tu le lui donnes…

Et il lui soufflait le nom de quelqu'un dans le besoin. Combien de fois avait-il fait de même, à l'insu de tous. Il n'a pensé qu'aux autres, jusqu'au bout.

Ensuite, dans un éclair lucide, il lui disait :

– Benjamin, as-tu porté le chèque ? Penses-y, ils en ont besoin.

Il tenait à être continuellement uni au Seigneur, à dire le Chapelet ; mais son esprit ne suivait pas. Il commençait : « Premier mystère », et il disait un Ave, puis « Cinquième mystère » ; il en disait trois. Puis, « Deuxième mystère », et deux Ave.

Les semaines se suivaient. Il reçut plusieurs fois l'Onction des malades.

Le 1er octobre, quelques jours avant sa mort, il reçut une lettre de Mgr Alvaro del Portillo, prélat de l'Opus Dei. Don Antonio est venu la lui remettre en fin de soirée. Grand-père, qui n'arrivait plus à parler, le reconnut tout de suite. Il arrivait à s'exprimer des mains et du regard. Don Antonio lut doucement cette lettre, à son oreille, d'une voix limpide :

« J'ai été ému d'apprendre la vision surnaturelle avec laquelle tu affrontes ta maladie.

Continue de t'abandonner dans les bras paternels de Dieu, convaincu que le Seigneur accorde à chacun ce qui lui convient le mieux, même si parfois on a du mal à l'entendre.

Mon fils, je m'appuie très fort sur toi pour faire aller de l'avant le travail de l'Œuvre dans le monde entier. Continue d'offrir tes souffrances pour mes intentions.

Le bon Dieu te le revaudra ! »

*

Lorsque don Antonio eut achevé de lire, je perçus dans son regard la joie et la paix que cette lettre lui avait apportées.

Le soir du 16 au 17, il ne voulut pas se mettre au lit. Il s'assit dans son fauteuil, près de la baie vitrée, à côté de la statue de la Vierge. Et dans cette attitude de veille, celle qu'il avait toujours eue, il passa toute la nuit. Et, le 17 octobre, mois consacré au Rosaire dont il était si dévot, à 7h15, il partit dans un léger soupir.

L'après-midi même il fut enterré, près de grand-mère Clémencia, après une Messe *corpore insepulto* en l'église Notre-Dame-de-la-Paix.

Il nous avait demandé des obsèques et un enterrement tout simples. Nous l'avons accepté, de tout notre cœur.

J'ai ressenti alors, dans mon immense peine, une joie ineffable, la conviction intime qu'il jouissait déjà de la vision de Dieu.

Un saint vient de mourir, nous disaient les gens. Ça me touchait. En effet, j'étais et je suis encore totalement persuadé de cette réalité-là : grand-père avait été un saint.

*

Don Alvaro écrivit tout de suite à Don Antonio :

« Je n'arrête pas de dire des absoutes pour le repos éternel de son âme tout en étant convaincu qu'il n'en a pas besoin.

Comme tant d'enfants de notre Père qui l'ont précédé, il a sans doute déjà dit : « cursum consummavi, fidem servavi[1]… » et le Seigneur l'a sans doute accueilli dans sa Gloire, tout à fait purifié par sa maladie, et récompensé l'amour, l'abnégation et le dévouement avec lequel il a répondu à sa vocation.

Je recommande mes intentions à son intercession ».

*

Je vais m'arrêter là. Une fois sa cause de canonisation ouverte, au cours de ces derniers mois, de nombreux témoins ont été convoqués à ce procès. Des membres de la famille, des collègues, des amis, des patients.

Des milliers de personnes se servent de son image imprimée pour le prier, dans leur dévotion privée, partout dans le monde. En Amérique Centrale, en France, en Espagne, en Afrique.

Quant à moi, étant de tout cœur soumis à ce que l'Église aura déterminé, je me confie à son intercession et prie pour sa canonisation. Je n'y suis pas seulement poussé par mon amour filial, mais parce que je suis convaincu que l'exemple chrétien de sa vie fait un bien immense au Guatemala et dans toute l'Église. Il est en mesure de combler des milliers d'âmes de joie et d'espérance.

Le bon Dieu nous a accordé ce don sublime et je ne savais comment l'en remercier. Aussi, c'est pour rendre grâces à Dieu que j'ai écrit ces lettres qui vous permettront en même temps de ne jamais oublier votre grand-père, sa façon d'aimer, de tout son cœur, le bon Dieu, l'Église et ceux qui l'entouraient.

Qu'avec sa grâce, Dieu veuille compter sur l'intercession de mon père, pour que nous œuvrions tous, comme des enfants, des petits-enfants, des descendants d'un saint. Qu'Il veuille aussi qu'un jour, tous ensembles à l'entourer, nous jouissions aussi de sa Plénitude Divine.

---

1 « J'ai achevé ma course, j'ai gardé la foi » 2e lettre de saint Paul à Timothée, 4, 7

Pensons ici à ce beau poème écrit après son départ :

Dichoso tú, doctor Neto Cofiño
que pudiste, al cruzar aquella esquina
llegar a ver la plenitud divina
con fe de anciano y sencillez de niño.

Dichoso tú, que hiciste del cariño
el cobijo de tu alma cristalina
que es una viva rosa sin espina,
es un lecho de púrpura y armiño.

Hoy, camino del alba, amado Neto
va tu espíritu excelso en romería
hacia el seno impoluto de María.
Y en el suave perfume de las rosas
un ramo de virtudes primorosas
le ofreces al Señor, casi en secreto...

[Heureux, es-tu, Dr. Neto Cofiño/d'avoir déjà, au tournant de ce coin de rue/ trouvé la plénitude de Dieu/dans la foi de ton grand-âge et ta simplicité d'enfant./Heureux, toi qui as creusé dans l'amour/le nid de ton âme cristalline,/rose vivante sans épine,/ un lit de pourpre et d'hermine./Aujourd'hui, dans ton avancée vers l'aube, /ton esprit élevé part en pèlerinage/vers le sein de Marie sans tache./Et le doux parfum des roses/du bouquet de tes charmantes vertus,/est offert au Seigneur, presque à ton insu…]

Je vous embrasse de tout mon cœur,

Papa

Un post-scriptum de Maman

5 avril 2001

Jorge, Paola et Diego, mes chéris,

Papa me demande de vous parler de grand-père, en post-scriptum aux lettres qu'il vous a lui-même adressées. Mais je ne sais par où commencer : j'ai tellement de souvenirs !

Ce matin, pendant la lecture des documents de clôture de l'ouverture de son procès de canonisation, dans la Salle du Trône du Palais Épiscopal, j'ai pensé au jour où je l'ai rencontré pour la première fois.

Ici, chez nous. J'étais dans mes petits souliers, toute jeune, au rendez-vous avec mon futur beau-père. J'étais loin de me douter de tout ce qui allait se passer ! J'avais une idée très floue de la sainteté. Elle ne me concernait pas, alors que par la suite, j'allais plonger dedans puisqu'elle n'était pas loin de nous, elle était là, à ma portée.

J'étais devant quelqu'un d'âgé, d'avenant, cultivé, bel homme. Il avait toujours fière allure, en dépit de son âge, avec son nœud de cravate impeccable, sa veste blanche, sa voix chaude, ses yeux verts, vivants. Un homme serein et d'une rare élégance intérieure. Beau garçon dans sa jeunesse, sans nul doute.

Un homme du monde, attrayant. Mais pas mondain, pour autant. Sympathique, bien sûr, mais pas frivole. Drôle mais pas superficiel.

Un port élégant, simple, sous des vêtements classiques, ou en tenue de sport. S'adaptant aux circonstances.

Par la suite, je perçus de nouvelles facettes de sa personnalité. Ses beaux gestes affectueux. J'en ai évoqués dernièrement quelques-uns avec ma belle-sœur Clémen. J'ai été touchée lorsqu'il est parti à Mexico. Il m'a demandé une aiguille, une bobine de fil pour coudre un bouton, le cas échéant, pour ne pas déranger sa fille. Un beau geste comme je viens de vous dire.

L'élégance dont je vous parle ne tenait pas à ses habits – même s'il disait souvent qu'il n'y a pas pire qu'un vieux mal habillé –, mais à quelque chose d'intime. Elle découlait de son amour des autres, de son bon goût naturel, de la finesse de son parler. Jamais de gros mots ! Il savait se taire, céder, sourire.

Encore une nuance, plus importante qu'elle n'en a l'air : la ponctualité. Il était extrêmement ponctuel. Autrement dit, charitable avec les autres. Quelqu'un de très important qui veillait à ne pas faire attendre l'autre, qui ne le prenait pas de haut. Quelqu'un de très humble, dans ce sens.

Tous les ans, il s'inscrivait à la première retraite spirituelle organisée. Coquin, il assurait qu'à son âge il était préférable d'assister à la première, parce qu'on ne savait jamais…

Je le vois encore quitter la maison, avec son blazer gris et son pantalon à petits carreaux, heureux, sa valise à la main. Il était déjà âgé lorsque je l'ai rencontré, un peu voûté. Mais se forçait de se tenir bien droit, sans vanité, mais avec esprit de sacrifice. « Je suis un peu penché, mais je tâche de me redresser » – avouait-il.

Cultivé, c'était un plaisir de discuter avec lui, loin du portrait de ces sommités qui ne parlent que de leur spécialité. Il aimait l'art, l'architecture, la peinture, la peinture française surtout. Il adorait inviter ses amis à déjeuner chez nous. Les emmener au restaurant lui semblait un manque de courtoisie.

Et ici, il se mettait en quatre pour les recevoir, il leur offrait sa meilleure cuisine : un poulet à l'orange, une moussaka aux aubergines, recette de son ami Samuel. Je me dis qu'il n'aimait pas les restaurants sans doute parce qu'il était casanier ou trop sobre, ou les deux en même temps.

Lorsqu'il était invité, à l'occasion d'un mariage, par exemple, il appréciait le repas. Il m'en parlait en rentrant. Premier plat, deuxième plat, dessert. Et il achevait gentiment :

– Cela dit, je pense, ma chérie, que tu aurais tout mieux fait toi-même.

Encore un beau geste : s'il cuisinait pour ses invités, il ne mangeait pas grand-chose. Il s'en excusait : il avait déjà goûté de tout en cuisine. Moi, je me disais, qu'il offrait ce sacrifice au Seigneur.

Il connaissait à fond les États-Unis, l'Europe, la France. Les lieux, les coutumes. Les différentes marques de vins. Mais, il n'en prenait que très rarement. Quant à moi, je ne l'ai jamais vu toucher à l'alcool. Pas de whisky, ni de gin.

*

Il n'avait pas de caprices. Il ne m'a jamais demandé de lui faire tel ou tel plat. Il n'avait pas de manies, ni à table, ni ailleurs. À table, il mangeait de tout, tout lui semblait bon. Moi je savais quand même qu'il n'aimait pas le foie et qu'il adorait les glaces… et les friandises.

Aussi, en Carême, il s'en privait. Or il fallait être attentif pour s'en apercevoir tellement il le faisait discrètement. Et, prenez-en bien note, il ne fumait pas. Il avait arrêté de fumer très jeune.

J'ai tellement de souvenirs ! Il était vraiment humain. Sa mère avait été tout pour lui. Il nous en parlait très souvent, surtout à la fin. Elle avait des cheveux gris, ou blancs, elle était toute petite, tout dévouée à Dieu et aimant beaucoup la Sainte Vierge.

Il avait un faible pour ses petits-enfants. À sa mort, il en avait vingt-et-un. Je vous vois, vous trois, près de lui, allongés par terre sur le tapis, à jouer avec votre collection de dinosaures. Parfois, il feuilletait avec vous son Quichotte illustré. Souvent, il vous expliquait la Bible, ou vous parlait en français. Il prenait, dès qu'il pouvait, Jorge dans sa voiture, il en faisait son copilote et lui parlait dans son jargon. Vous vous en souvenez ? Dans la rue, avec vous, il lui est arrivé de s'arrêter avec les enfants et de baragouiner, comme eux :

– Apa dope nepe depe vapa sapa ?

En 1966, il fit un tirage avec des chants de Noël et les mystères joyeux du Rosaire. Il était très heureux d'avoir tous ses petits-enfants autour de lui, devant la crèche, et il aimait vous parler du Petit Jésus !

Quant à moi, il m'a toujours aimée comme sa fille. J'ai tellement aimé sa sagesse, son esprit ingénieux lorsqu'il m'expliquait sa religion, avant mon baptême, et sa délicatesse lorsqu'il m'instruisait avant mon mariage !

Il avait le don de conseil. Le mot précis, au moment voulu. Un conseil adapté en toute circonstance, aux soucis de famille, de couple. « Écoute, s'il te fallait faire ceci ou cela… fais donc ci ou ça. »

Rien ne l'étonnait. Il était très sincère.

Aussi, l'ai-je vivement apprécié avant mon mariage avec papa. Il était le seul qui osait appeler un chat un chat, parce qu'il percevait toujours le bon côté des autres.

J'ai trouvé que ce qu'il écrivit à propos de son amie Mary Raskin de Piñol, qu'il appréciait beaucoup et qui l'avait aidé dans ses œuvres de charité, montre bien sa gentillesse :

« Voici ce que je dis à Mary Piñol lorsqu'elle essaye de bien fermer la portière de la voiture, ce qu'elle réussit rarement : Mary, à l'image de votre cœur, vous êtes faite pour en ouvrir les portes, mais pas pour les fermer. »

Belle façon de dire, n'est-ce pas ? Je ne l'ai jamais entendu dire du mal de quelqu'un, aucun commentaire déplacé, alors qu'il percevait comment étaient les gens dès qu'il les voyait. Dans ce sens, je pense au jour où il dit à l'une de mes amies qui était à mes côtés :

« Écoute, tes yeux te trahissent, tu es enceinte. »

Elle n'en est jamais revenue. C'était bien vrai et elle-même n'en savait rien encore !

Il n'avait aucun respect humain. Il disait ce qu'il avait à dire sans se poser de questions. Il dit ainsi un jour à une autre amie : « Ton fils respire par la bouche ouverte ». Et à une autre : « Ton enfant ne marche pas correctement, tu devrais consulter un orthopédiste. »

Tante Clémen l'appelait le « patriarche de la famille », et c'est à lui que nous nous adressions dans nos joies et nos peines.

Et lui nous rapprochait tous du Seigneur. C'est grâce à lui que je suis catholique. Je suis persuadée que tante Uca a raison lorsqu'elle assure que « quand il y a quelqu'un dans la famille qui est pour le bon Dieu, il finit par y entraîner tout le monde et par faire le salut de toute sa descendance ». Dieu veuille qu'il en soit ainsi.

Que dire d'autre ? Il était très dévot de Notre-Dame-du-Rosaire à Quetzaltenango, que sa mère Clémence avait tant sollicitée. Paola, ma chérie, tu étais trop petite pour t'en souvenir, tu n'avais que deux ou trois ans. Souvent, la main dans la main, il allait avec toi devant les rosiers du jardin et il en coupait les plus belles roses. Ensuite, il te les confiait et, rentré à la maison, il te soulevait pour que tu les déposes aux pieds de Marie.

Des milliers de personnes pensent à lui avec tendresse et reconnaissance. Souvent avec lui, dans la rue, j'ai vu tant de fois les gens s'en approcher : « Docteur, vous avez guéri mon fils », « Docteur, merci » et un jour une petite indigène : « Docteur, vous m'avez sauvé la vie quand j'étais bébé ».

Il les écoutait attentivement, en remerciant le bon Dieu, en leur souriant.

Il était tout sourire.

Son sourire est gravé dans mon âme.

Maman

www.ingramcontent.com/pod-product-compliance
Lightning Source LLC
LaVergne TN
LVHW010929051026
849532LV00003B/906